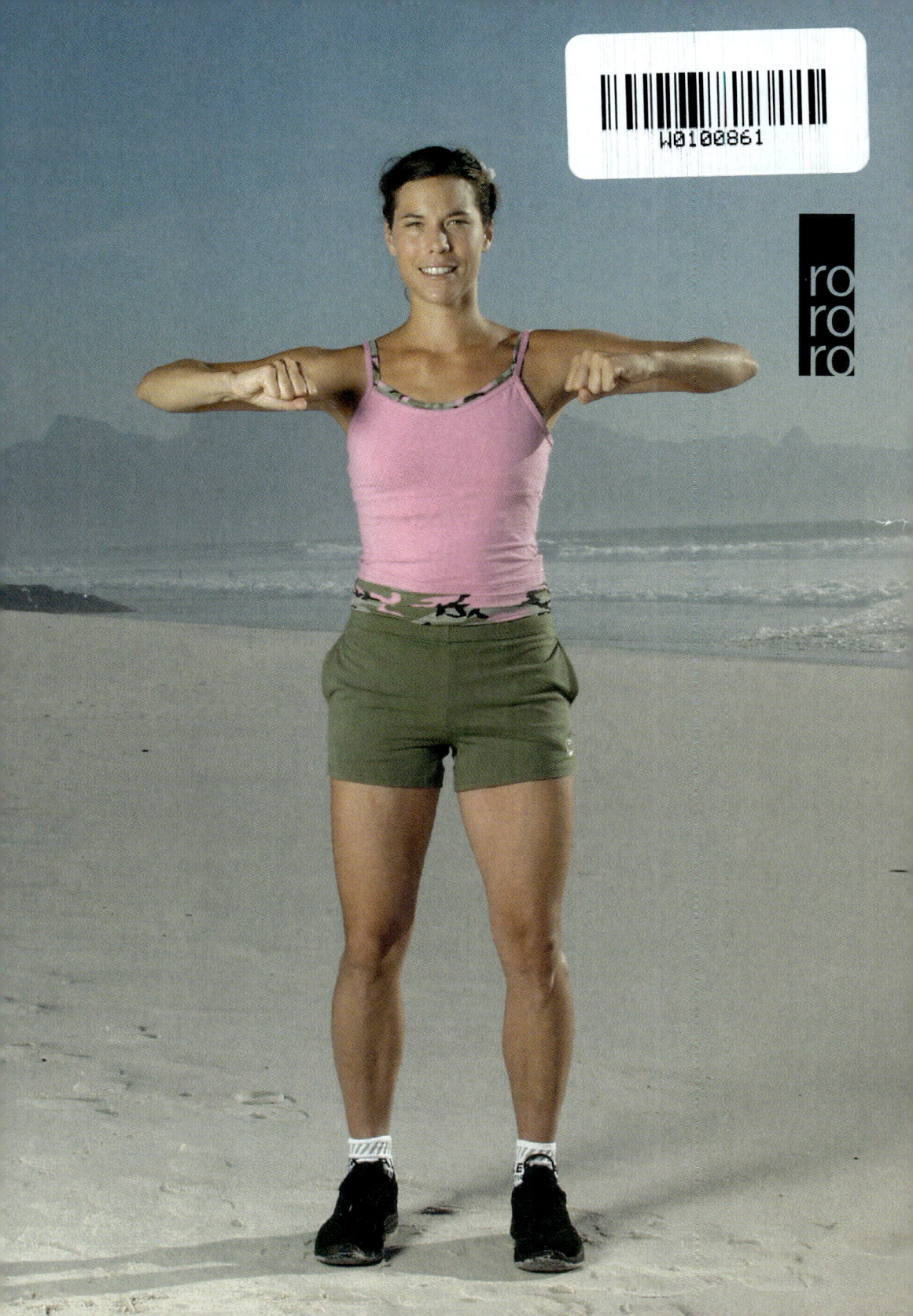

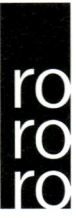

rororo sport
Herausgegeben von Bernd Gottwald

D. L. Donike, T.-L. Büngener

Effective –
Das Superprogramm für meine Fitness

Ausdauer, Kraft, Beweglichkeit
Koordination, Entspannung, Energie
Mit Fitness-Test

Fotos Oliver Paffrath

Rowohlt Taschenbuch Verlag

Originalausgabe
Veröffentlicht im
Rowohlt Taschenbuch Verlag GmbH,
Reinbek bei Hamburg, April 2003
Copyright © 2003 by
Rowohlt Taschenbuch Verlag GmbH,
Reinbek bei Hamburg
Redaktion Julia Vorrath
Umschlaggestaltung any.way,
Barbara Hanke/Cathrin Günther
(Foto: Oliver Paffrath)
Grafiken Gerda Raichle
Layout Christine Lohmann
Satz Thesis Sans und Serif PostScript,
QuarkXPress 4.1
Gesamtherstellung Clausen & Bosse, Leck
Printed in Germany
ISBN 3 499 61039 8

Die Schreibweise entspricht den Regeln
der neuen Rechtschreibung.

INHALT

Einleitung 10

TIPPS ZUM TRAININGSBEGINN 14

Gesundheitscheckliste 15

Welche Geräte brauche ich? 18

Effective Ausdauer- und Krafttest
zur Bestimmung der Trainingsfarbe 21

Effective Ausdauertest 21 | Auswertung 22 | Effective Krafttest 23 |
Auswertung 25

Ihr individuelles Effective Ziel 26

TRAININGSSTART 27

Einstimmung 28

Effective Contact/Aufwärmung 30

MUSCLE: DAS INDIVIDUELLE EFFECTIVE KRAFTTRAINING 40

Das grüne Training 41

Gerade Bauchmuskulatur: Crunches 42 | Untere Bauchmuskulatur:
Abdomencurl 43 | Schräge Bauchmuskulatur: Hüftcrunch 44 |

Rückenstrecker: Backextension 46 | Außenrotatoren: Schulterstabilisation 47 | Bizeps: Armbeugen 48 | Trizeps: Armstrecken 49 | Brustmuskulatur, Schultern vorne, Trizeps: Flys 50 | Obere Schultermuskulatur: Chickens 52 | Pomuskulatur und Beinrückseite 53

Das blaue Training 54

Gerade Bauchmuskulatur: Crunches 55 | Untere Bauchmuskulatur: Abdomencurl 56 | Schräge Bauchmuskulatur: Hüftcrunch 57 | Rückenstrecker: Backextension 58 | Außenrotatoren: Schulterstabilisation 59 | Bizeps: Armbeugen 60 | Trizeps: Armstrecken 61 | Obere Schultermuskulatur: Chickens 63 | Brustmuskulatur, Schulter vorne, Trizeps: Flys 65 | Pomuskulatur und Beinrückseite 66

Das gelbe Training 67

Gerade Bauchmuskulatur: Crunches 68 | Untere Bauchmuskulatur: Abdomencurl 69 | Schräge Bauchmuskulatur: Hüftcrunch 70 | Rückenstrecker: Backextension 71 | Außenrotatoren: Schulterstabilisation 72 | Bizeps: Armbeugen 73 | Trizeps: Armstrecken 74 | Obere Schultermuskulatur: Chickens 75 | Brustmuskulatur, Schulter vorne, Trizeps: Frauenliegestütz 76 | Pomuskulatur und Beinrückseite 77

Das rote Training 78

Gerade Bauchmuskulatur: Crunches 79 | Untere Bauchmuskulatur: Abdomencurl 80 | Schräge Bauchmuskulatur: Hüftcrunch 81 | Rückenstrecker: Backextension 82 | Außenrotatoren: Schulterstabilisation 83 | Bizeps: Armbeugen 84 | Trizeps: Armstrecken 85 | Obere Schultermuskulatur: Knieliegestütz 86 | Brustmuskulatur, Schulter vorne, Trizeps: Liegestütz 87 | Pomuskulatur und Beinrückseite 89

Motion: Das individuelle Effective Koordinations- und Ausdauertraining 90

Das grüne Training 91

Knie heben (Kneelift) 92 | Gehen (March) 93 | Step touch 94 | V-Step 96 | Side leg lift 98

Das blaue Training 99

High impact kneelift 100 | Gehen: Joggen 101 | Spring touch 102 | V-Step mit V-Armen 104 | Kneelift und Side leg lift-Kombination 106

Das gelbe Training 107

Kneelift mit Händen nach vorne 108 | Joggen mit Armen zur Seite, hoch, Seite 109 | Spring touch mit Armen vor und rück 110 | Hampelmann / V-Jack mit Armen zur Seite 111 | Inside leg lift 112

Das rote Training 113

Kneelift Arme hoch und ab 114 | Viermal Joggen, zweimal Kneelift, Arme vor 115 | Zweimal Step touch, viermal High impact Joggen 116 | V-Step joggend 117 | Side leg lift mit Armen zur Seite und hoch 118

EFFECTIVE COOL DOWN: AKTIVE ERHOLUNG FÜR ALLE TRAININGSBEREICHE 120

Step touch 122 | Step touch mit Kick 123 | Ferse vor 124 | Energie 125 | Relax 126

SPIRIT: EFFECTIVE ENTSPANNUNGSTRAINING FÜR ALLE TRAININGSBEREICHE 127

Harmony: Dehnung der beanspruchten Muskelgruppen 128

Rückenstrecker 128 | Nacken 129 | Bizeps/vordere Schulter 130 | Trizeps/hintere Schulter 131 | Mittlerer und hinterer Teil der Schulter 132 | Brustmuskulatur 133 | Pomuskulatur 134 | Beinrückseite 135 | Waden 136 | Beinvorderseite 137

Mobilisation 138

Rückenstrecker 138 | Iliosakralgelenk 139

Entspannung: Phantasiereise in meinen Körper 140

EFFECTIVE AUF EINEN BLICK 144

Effective Contact für alle Trainingsbereiche 145

Muscle: Effective Krafttraining: Übersicht 148

Das grüne Training 148 | Das blaue Training 150 | Das gelbe Training 152 | Das rote Training 154

Motion: Effective Koordinations- und Ausdauertraining: Übersicht 156

Das grüne Training 156 | Das blaue Training 157 | Das gelbe Training 159 | Das rote Training 160

Effective Cool down für alle Trainingsbereiche 162

Spirit: Effective Entspannungstraining für alle Trainingsbereiche 163

ANHANG 167

Das Effective Erfolgstagebuch 168

Ausdauertest 168 | Krafttest 169 | BMI-Test 169

Literaturverzeichnis 171

Die Autorinnen 172

Dank 173

Einleitung

Großartig, bereits das Interesse an diesem Buch verdeutlicht Ihre sportliche Motivation und Ihren Tatendrang. Somit heißen wir Sie herzlich zu einem sportlichen Höchstgenuss mit gesundheitsförderndem Nachgeschmack willkommen.

Effective wird seit mehreren Jahren erfolgreich in Fitness-Studios als Intervalltraining gelehrt und deckt die individuellen Bedürfnisse eines Breiten- und Gesundheitssportlers ab. So wurde Effective jüngst zur Trendsportart des Jahres auf der FIBO-Fitness-Weltmesse 2001 gekürt. Im Namen von Alex-Athletics wurde bei der Entwicklung des Effective Trends durch C. Ziemer, E. Poste, R. Brown und D. L. Donike auf höchste Qualität Wert gelegt.

Dieses Buch richtet sich an alle, die effektiv trainieren wollen und ihr Workout zu Hause gestalten. Außerdem wendet es sich an Effective Instruktoren, die praxisnahe Tipps und Tricks erfahren möchten.

Was ist Ihr Effective-Programm für zu Hause?

Effective ist ein intensives Ganzkörpertraining, das innerhalb kürzester Zeit höchste Erfolge gewährleistet. Es basiert auf neusten trainingswissenschaftlichen Erkenntnissen und berücksichtigt wertvolle sportpsychologische Aspekte. Zusätzlich integriert Effective die jahrelangen Praxiserfahrungen internationaler, erfolgreicher Aerobicpresenter, Tanzpädagogen, Diplom-Sportlehrer, NLP-Lehrtrainer und Studioleiter. Daraus ergibt sich eine pfiffige und vor allem spaßbringende Trainingsstrategie, mit der Sie Ihr Körperideal auf schnellstem Wege realisieren können.

Stellen Sie sich Effective wie einen köstlichen Cocktail vor.
Die Zutaten:
- Krafttraining
- Ausdauertraining
- Beweglichkeitstraining
- Koordinationstraining
- Entspannungstraining

Somit deckt Effective innerhalb einer Trainingseinheit alle relevanten Grundbedürfnisse ab. Die meisten Trainingsprogramme konzentrieren sich ausschließlich auf ein Teilgebiet der Grundbedürfnisse. Das ist zu einseitig! Effective bedient hingegen alle körperlichen und seelischen Trainingsansprüche:
- Formen Sie Ihren Körper!
- Verlieren Sie Fett!
- Stärken Sie Ihr Herz-Kreislaufsystem!
- Gleichen Sie Körperhaltungsschwächen aus!
- Bauen Sie Stress effektiv ab!
- Entspannen Sie sich!

Effective schafft kreative Trainingsmöglichkeiten, da Sie den Inhalt selbst bestimmen. Sie können sofort beginnen, Ihr individuelles Trainingskonzept zu gestalten und das zu tun, was Ihnen gut tut.
Zunächst bündeln Sie Ihre Energie und Aufmerksamkeit auf die Wahrnehmung Ihrer Sinne, mit dem Wissen, sich selbst etwas Gutes zu tun.
Das Effective Warm up bereitet Sie dann physisch und psychisch auf das bevorstehende Training vor und macht Ihnen Lust auf mehr Bewegung.
Im Anschluss können Sie Ihr Krafttraining durchführen, um danach Ihre Ausdauer zu trainieren. Lassen Sie Ihren Möglichkeiten freien Lauf.
Darüber hinaus lohnt es sich immer, die eine oder andere Übung einfach mal zwischendurch in den Alltag zu integrieren. So erfährt Ihr Körper z. B. durch fünf Minuten Krafttraining pro Tag eine angenehme Leistungssteigerung. Suchen Sie sich einfach aus, welchen Bereich Ihres Körpers Sie zwischendurch effektiv trainieren wollen.
Eine Prise Koordination und Beweglichkeit vervollständigt Ihr Effective Engagement. Das Koordinationstraining verbessert das Zusammenspiel Ihres Nervensystems mit Ihrer Muskulatur, d. h., dass die Signale Ihres Nervensystems von der Muskulatur optimal gelesen und umgesetzt werden können. Ihre Bewegungen laufen harmonischer ab. Dadurch verhindern Sie Verletzungen im Alltag und erkennen Erfolge innerhalb Ihres Trainings. Nach kurzer Trainingszeit sind Ihre Bewegungen flüssiger, harmonischer und ästhetischer.

Beweglichkeit macht mobil und wirkt muskulären Dysbalancen entgegen. Wenn Sie bemerken, dass Ihnen eine Dehnübung schwerer fällt als eine andere, schenken Sie Ihr besondere Aufmerksamkeit. Trainieren Sie Ihre Schwächen und machen Sie eine Stärke daraus! Das schafft Gleichgewicht!

Abgerundet wird Effective durch ein wohltuendes Entspannungstraining. Es dient dazu, Sie in die Regenerationsphase zu begleiten, Ihnen bewusst zu machen, dass Sie Ihrem Ziel schon wieder ein Stück näher gekommen sind, und es weckt außerdem ungeahnte Energiequellen in Ihnen. So beenden Sie Effective mit Lust auf Ihre nächste Trainingseinheit.

Für wen ist Effective geeignet?

Effective ist ein Training für jedermann. Es setzt kein hohes sportliches Niveau voraus. Ganz im Gegenteil, Effective bietet jedem Fitnessniveau das passende Trainingsprogramm.

Somit ist Effective sowohl ein anwenderfreundliches Ganzkörpertraining für Anfänger als auch eine Inspiration und Bereicherung für Fitnesscracks und Aerobiclehrer.

Wie funktioniert Effective?

Das Effective Superprogramm ist ausgesprochen gesundheitsorientiert. Das ist der Grund, weswegen dem Trainingsteil eine Gesundheitscheckliste vorangestellt wird. Sie dient Ihrem Wohl und beantwortet viele Ihrer sportmedizinischen Fragen.

Im Anschluss daran gehen dem eigentlichen Trainingskatalog zwei leicht nachvollziehbare Tests voraus. Davon bestimmt der eine Ihr Kraftniveau und der andere testet Ihr Ausdauervermögen. Die Auswertungen ordnen Sie jeweils einer Farbe zu. Wenn Sie z.B. bei der Auswertung des Ausdauertests der gelben Farbe zugehörig sind, dann entspricht der gelbe Ausdauerübungskatalog Ihren Anforderungen. Ebenso kategorisiert Sie Ihr Krafttest. Daraus ergibt sich Ihr individuelles, maßgeschneidertes Ganzkörpertraining. Die Tests sollten Sie in regelmäßigen Abständen zur gleichen Tageszeit wiederholen (spätestens alle sechs Wochen). Sie werden feststellen, dass die Erfolgskontrollen Überraschungen für Sie bereithalten. Früher als geahnt erhalten Sie Testergebnisse, die bereits eine andere Farbe und damit den angestrebten schwereren Übungskatalog für Sie bereithält. Auf diese Weise begleitet Sie Effective vom Anfänger bis zum durchtrainierten Spezialisten.

Innerhalb des Übungskatalogs werden Ihnen optisch hervorgehobene Tipps auffallen. Diese halten für Sie zusätzliche Ideen, Verletzungspräventionen oder Übungsalternativen parat.

Indem Sie Ihr jeweiliges Training in das Erfolgstagebuch eintragen, visualisieren Sie Ihre rapide Annäherung an Ihr Fitnessziel. Daran erkennen Sie ihren Erfolg!

Tipps zum Trainingsbeginn

Gesundheitscheckliste

Die Gesundheitscheckliste ist eine gute Möglichkeit, um abzuschätzen, welche Dinge Sie vor Trainingsbeginn beachten sollten. Falls Sie gesundheitliche Probleme haben und/oder über 35 Jahre sind, ist ein Arztbesuch vor dem Effective Workout sinnvoll, um mögliche Risiken auszuschließen. Sie werden im Laufe des Trainings positive Veränderungen in Bezug auf Ihre Gesundheit und Ihr Wohlbefinden feststellen. Hierzu nehmen Sie sich einfach die Liste nach zwei Monaten Training nochmal zur Hand und stellen fest, wie viel besser es Ihnen nun geht!

Alter: Gewicht:

1. *Beruf: – vorwiegend sitzend*
   ☐ ja   ☐ nein

2. *Treiben Sie Sport?*
   Hierzu zählt auch, mit dem Fahrrad zur Arbeit zu fahren oder die Treppen zum Büro hinaufzusteigen.
   ☐ ja   ☐ nein

   Wenn die 1. Frage mit «ja» und die 2. Frage mit «nein» beantwortet sind, beginnen Sie mit zweimal wöchentlichem Training Ihrer individuellen Farbkategorie. Nutzen Sie zusätzlich jede Bewegungsgelegenheit im Alltag! Treppen steigen statt den Aufzug nutzen, Fahrrad statt Auto fahren.
   Wenn Sie Frage 1 mit «nein» beantwortet haben, stellen Sie mit dem Kraft- und Ausdauertest die Farbe Ihres individuellen Effective Trainings fest. Wenn Sie regelmäßig Sport treiben, haben Sie die besten Voraussetzungen, Ihr Workout noch effektiver zu nutzen. Machen Sie einen Tag Trainingspause zur Regeneration.

Gibt es Gründe für eine Einschränkung des Fitness-Trainings?

Herz- und Kreislauferkrankungen
Bitte besuchen Sie vor Trainingsbeginn Ihren Arzt. Klären Sie, ob eine Einschränkung Ihrer körperlichen Aktivitäten besteht.

Bluthochdruck
Bitte beachten Sie, dass Ihr Training weniger intensiv gestaltet werden muss. Dann hat Training nur Vorteile! Bluthochdruck kann durch moderates Herz- und Kreislauftraining und eine gesunde Mischkost gesenkt werden. Es ist sogar möglich, die Medikamente immer weiter (nur in Absprache mit Ihrem Arzt) zu reduzieren, bis Sie vielleicht komplett weggelassen werden können. Nutzen Sie den grünen Ausdauer- und Kraftkatalog.

Niedriger Blutdruck
Widmen Sie dem Krafttraining besondere Aufmerksamkeit! Je intensiver, desto besser. Zusätzlich lohnen sich anstrengende Intervalle im Ausdauerbereich! Wenn Sie nach dem Training kalt duschen, werden Sie merklich die Vorteile des Trainings zu schätzen lernen. Wachheit und gute Konzentration machen sich im Alltag bemerkbar! Der rote Kraftkatalog hebt Ihren Blutdruck.

Diabetes
Bitte klären Sie mit Ihrem Arzt die optimale Einstellung Ihres Diabetes in Verbindung mit Effective!

Asthma
Intervalltraining macht Wunder möglich. Effective wird Ihnen dabei optimal helfen.

Häufige Erkältungen

Moderates Effective Training stärkt Ihr Immunsystem! Während einer akuten Erkältung sollten Sie der Gesundheit zuliebe ein paar Tage pausieren.

Akute Schmerzen

Hier gilt es zu pausieren, bis die Schmerzen vorüber sind. Akute Schmerzen während einer Übungsdurchführung sagen Ihnen, das diese Übung Ihnen nicht weiterhilft. Nutzen Sie unbedingt eine Alternativübung. Nicht für jeden ist das Gleiche gut!

Nehmen Sie Medikamente?

☐ ja   ☐ nein

Wenn ja, welche?

Bitte klären Sie mit Ihrem Arzt, ob die Medikamente Einfluss auf Ihr Training haben. Betablocker lassen z. B. keine adäquate Auswertung des Ausdauertestes zu und verhindern die Möglichkeit des pulsgesteuerten Ausdauertrainings! Der Name Betablocker ist auch schon die Erklärung: Sie blocken die Sympathikusaktivität indirekt ab, was soviel heißt, dass Ihre Herzfrequenz nicht der Intensität entsprechend steigt.

Hat Ihnen Ihr Arzt Auflagen bezüglich des Trainings gemacht?

☐ ja   ☐ nein

Wenn ja, welche?

Rauchen Sie?

☐ ja   ☐ nein

Stellen Sie fest, wie viel Sie rauchen und ob sich eine Veränderung – wie von allein – durch die Aufnahme des Trainings einstellt!

In welcher Lage schlafen Sie?

Haben Sie regelmäßig Nackenschmerzen?

Nutzen Sie nur dann ein hohes Kissen, wenn Sie in Seitenlage schlafen. Nackenschmerzen lassen sich oft beobachten, wenn sich Ihre Halswirbelsäule nicht in der physiologisch optimalen, also normalen S-Krümmung beim Schlafen befindet. Eventuell ist Ihr Arbeitsplatz auch nackenunfreundlich oder Sie müssen vielleicht stundenlang am PC arbeiten. Ihre Halsmuskulatur ist so eventuell einer langen statischen Belastung ausgesetzt, statt dynamisch eingesetzt zu werden. Dehnen Sie dann bitte regelmäßig Ihre kurzen Nackenmuskeln (siehe Seite 129). Das geht kinderleicht und schafft Schmerzlinderung.

Machen Sie zurzeit eine Diät?

☐ ja   ☐ nein

kcal / Woche:

Bei einer Nulldiät sollten Sie keinen Sport treiben! Es lohnt sich, über eine kohlenhydratreiche kalorienreduzierte Mischkost nachzudenken.

Der erste Schritt ist getan. Ganz im Sinne von Johann Wolfgang von Goethe: «Im Anfang war die Tat» – also fangen Sie an!

Welche Geräte brauche ich?

Sie haben die Wahl. Sie können Effective sowohl mit als auch ohne Geräte durchführen. Sollten Sie sich für das Training mit Geräten entscheiden, stellen wir Ihnen nachstehend ein professionelles Equipment vor. Zusätzlich bieten wir Gerätealternativen aus dem Haushalt, auf die Sie ohne zusätzliche Anschaffungskosten zurückgreifen können. Sie haben z. B. die Möglichkeit, Kurzhanteln durch Flaschen zu ersetzen.

Das Soft-Weight

Alex-Athletics entwickelte für Effective das Soft-Weight. Hierbei handelt es sich um einen neoprenummantelten Gewichtsschlauch, der an beiden Enden mit einer Greif-Schlaufe versehen ist. Seine Flexibilität und Widerstandsfähigkeit ermöglichen völlig neue Einsatzmöglichkeiten. Das Soft-Weight wiegt 5 kg und kann bei Bedarf auf 7 kg mit Hilfe von 2 Mini-Weights aufgestockt werden.

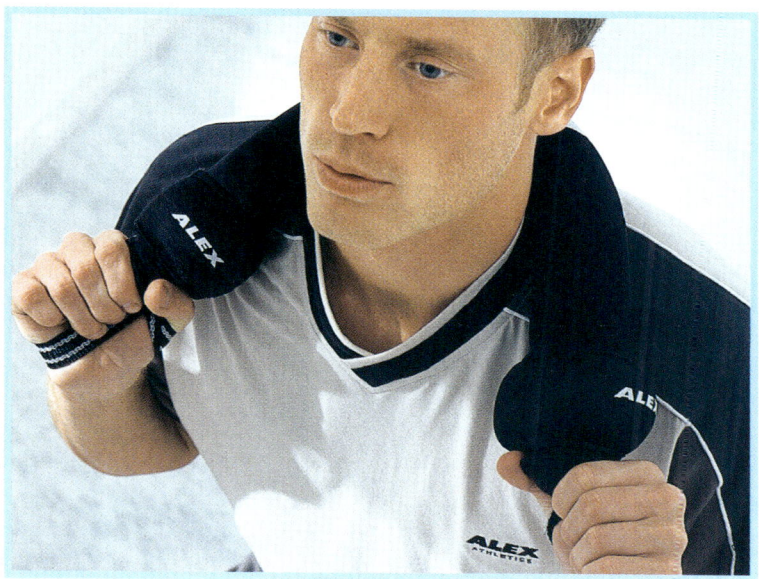

Handgewichte

Die Handgewichte dienen der Gewichtssteigerung Ihrer oberen Extremitäten. Besonderen Einsatz finden sie bei dem Krafttraining Ihrer Arm-, Schulter-, Rücken-, und Brustmuskulatur.

Handgewichte können sowohl Zucker- oder Mehlpakete sein, es kann aber auch auf Flaschen zurückgegriffen werden. Achten Sie darauf, dass die Flaschen entweder leer sind, oder dass das Hin- und Herbewegen der Flüssigkeit nicht Ihren Bewegungsablauf stört.

Um Verletzungen zu vermeiden, sind vor allem Plastikflaschen ratsam.

Kurzhanteln

Eine weitere Alternative sind Kurzhanteln. Empfehlenswert sind jene (z. B. von Alex-Athletics), die durch variable Hantelscheiben individuelle Gewichtsabstufungen ermöglichen. Bei allen anderen Alternativen sollten Sie sich vor dem Gebrauch von der sicheren Griffigkeit des Handgewichtes überzeugen.

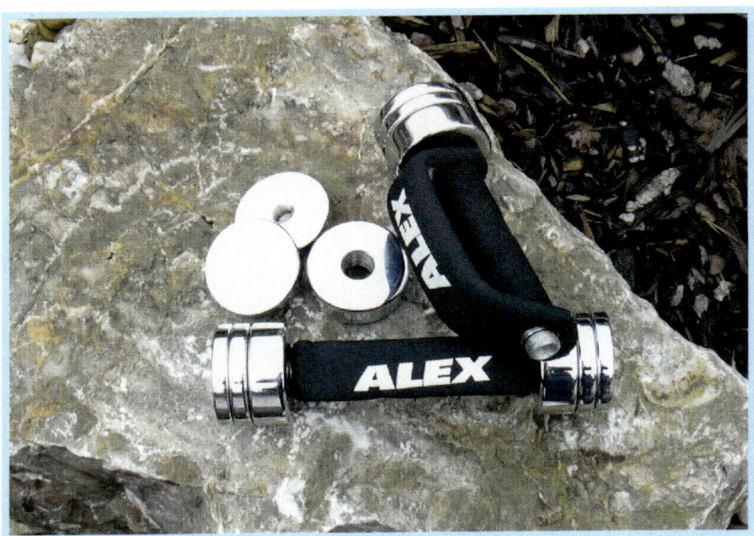

Unterlage

Neben dem Krafttraining beinhaltet vor allem der Entspannungsteil zahlreiche Trainingseinheiten, die auf dem Boden liegend oder sitzend durchzuführen sind. Wir empfehlen Ihnen, dafür eine bequeme Unterlage zu wählen. Legen Sie sich bspw. auf ein Handtuch oder einen Teppich. Auch hier bietet Alex-Athletics eine Trainingsmatte, die sich durch ihre Widerstandsfähigkeit, ihre Funktionalität und ihre Verarbeitung als besonders empfehlenswert erweist.

Für welche Unterlage Sie sich auch immer entscheiden, es liegt uns besonders am Herzen, dass Sie mögliche Verletzungen durch körpernahe Gegenstände und Rutschgefahr vermeiden.

Effective Ausdauer- und Krafttest zur Bestimmung der Trainingsfarbe

EFFECTIVE AUSDAUERTEST

Testen Sie Ihre Ausdauer und legen Sie dabei fest, mit welcher Trainingsfarbe Sie beginnen!

Zur optimalen Durchführung und Auswertung können Sie das im Anhang abgedruckte Trainingstagebuch als Vorlage nutzen. Notieren Sie Datum und Uhrzeit der Durchführung. Alle Tests sollten zur gleichen Tageszeit und im 6-Wochen-Rhythmus stattfinden. So können Sie Ihren Trainingsplan Ihrer Fitness-Entwicklung optimal anpassen.

DER 3 MINUTEN-STUFENTEST*

Durchführung
- Sie benötigen eine Uhr mit Sekundenzeiger und eine Treppenstufe.
- Gehen Sie die Stufe 3 Minuten lang 40-mal pro Minute hoch und runter.

Auswertung
- Sie haben nun 5 Sekunden Zeit, um Ihre Herzfrequenz am Handgelenk oder am Hals zu finden.
- Zählen Sie eine Minute lang Ihre Pulsschläge und notieren Sie diese in Ihrem Erfolgstagebuch im Anhang.

* angelehnt an Kasch/Boyer (1986), in Froböse/Nellessen: Training in der Therapie, Ullstein Medical, 1998

Auswertung

Anhand der geschlechtsspezifischen Tabelle (Ausdauertestergebnisse) können Sie nun Ihre Ausdauerleistung der entsprechenden Trainingsfarbe zuordnen. Suchen Sie in der Spalte Ihres Alters einfach die Anzahl Ihrer gezählten Pulsschläge. Achten Sie auf die Farbe des Feldes! Es ist die Farbe des Übungskataloges, der speziell auf Ihre Fähigkeiten abgestimmt ist.

AUSDAUERTESTERGEBNISSE FÜR FRAUEN

Alter	18–25 Jahre	26–35 Jahre	36–45 Jahre	46–55 Jahre	56–65 Jahre	>65 Jahre
Anzahl der Pulsschläge pro Minute	<92	<92	<92	<92	<92	<92
	94–112	94–112	94–112	94–116	94–114	94–118
	110–124	114–124	114–122	118–122	116–122	120–122
	126–140 >142	126–140 >142	124–140 >142	124–136 >138	124–136 >138	124–134 >136

AUSDAUERTESTERGEBNISSE FÜR MÄNNER

Alter	18–25 Jahre	26–35 Jahre	36–45 Jahre	46–55 Jahre	56–65 Jahre	>65 Jahre
Anzahl der Pulsschläge pro Minute	<85	<85	<90	<93	<93	<92
	88–101	88–101	94–105	96–109	97–105	95–104
	102–110	104–114	108–116	113–120	109–116	109–116
	114–126 >130	116–126 >130	118–128 >132	121–130 >135	118–128 >131	119–128 >133

Je nach Farbkategorie nutzen Sie nun die individuellen Übungen der jeweiligen Farbe.

Eine Wiederholung des Tests nach ca. 6 Wochen regelmäßigen Trainings verdeutlicht Ihnen Ihren Erfolg in punkto Ausdauerfähigkeit!

Effective Krafttest*

Testen Sie Ihre Ganzkörperspannung!

Durchführung

- Machen Sie vor dem Test mindestens 2 Minuten langsame Armkreise rückwärts. So wärmen Sie den Schultergürtel für den bevorstehenden Test auf.

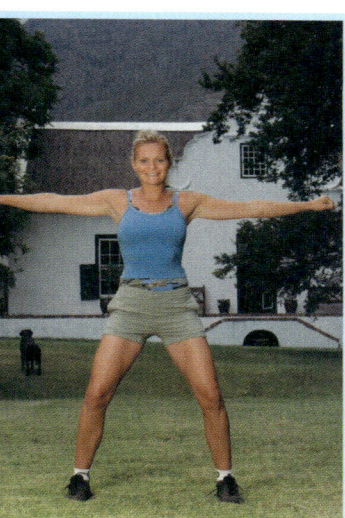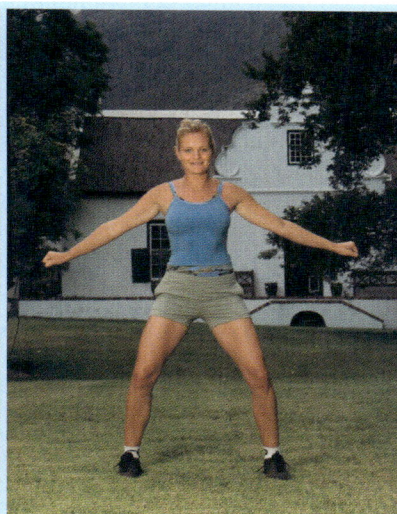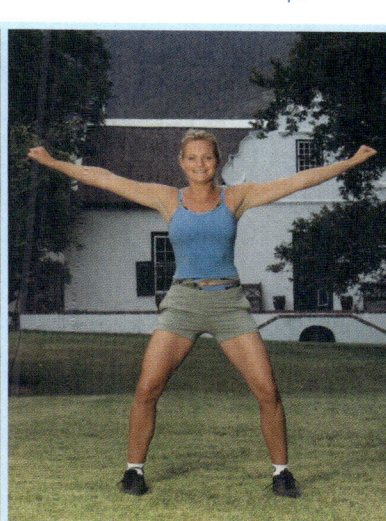

* angelehnt an Bös (1987), in Froböse / Nellessen: Training in der Therapie, Ullstein Medical, 1998

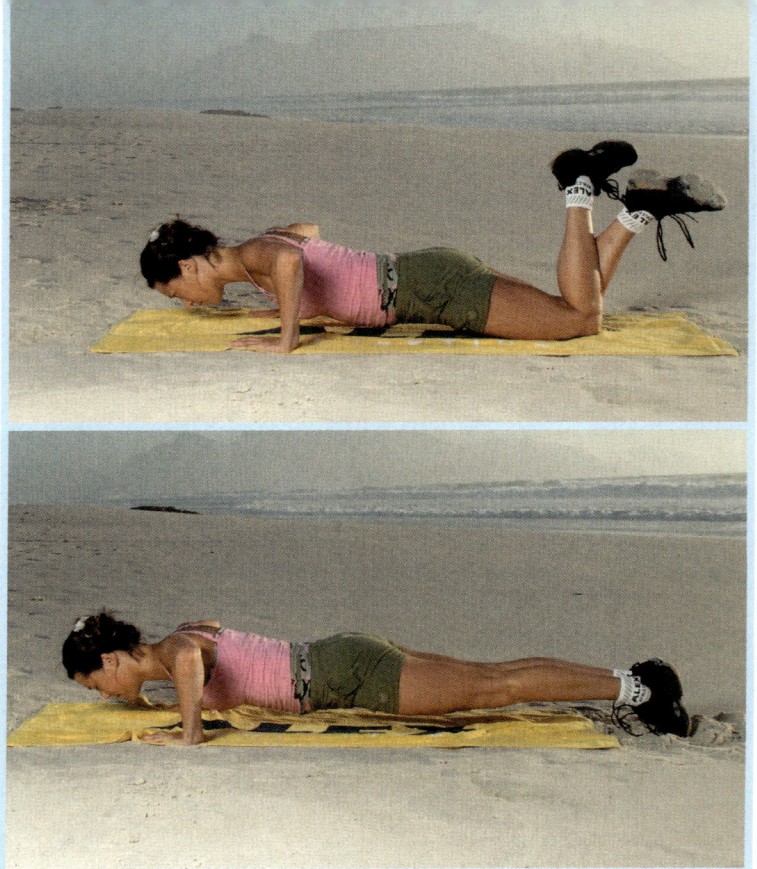

- *Frauen* machen den Knieliegestütz. Hierzu nehmen Sie eine Liegestützposition ein. Anstatt beide Beine zu strecken, werden sie gebeugt und das Gewicht wird auf den Knien abgestützt. (Bild oben)
- *Männer* führen den normalen Liegestütz aus. Bitte achten Sie auf eine gleichmäßige und langsame Bewegungsgeschwindigkeit. (Bild unten)
- Zählen Sie jeden sauber durchgeführten Liegestütz. Werten Sie das Ergebnis in der nachfolgenden Tabelle aus.

Auswertung

Alter	<20–29 Jahre	30–39 Jahre	40–49 Jahre	50–>59 Jahre
Anzahl der Liegestütze	< 10	< 8	< 6	< 4
	20	15	10	5
	30	20	15	10
	> 50	> 40	> 30	> 20

Entsprach die Anzahl Ihrer sauber ausgeführten Liegestütze entsprechend Ihres Alters der grünen Zeile, nutzen Sie den grünen Kraft-Übungskatalog.

Entsprach die Anzahl Ihrer sauber ausgeführten Liegestütze entsprechend Ihres Alters der blauen Zeile, nutzen Sie die blaugefärbten Kraft-Alternativen.

Entsprach die Anzahl Ihrer sauber ausgeführten Liegestütze entsprechend Ihres Alters der gelben Zeile, empfehlen sich die gelben Übungsalternativen zur Kräftigung Ihrer Muskulatur.

Ergeben Ihre beiden Testergebnisse das rote Niveau, sind Sie bereits fit. Der wahre Erfolg besteht nun darin, Ihr Trainingsniveau langfristig zu stabilisieren. Nutzen Sie mindestens sechs Wochen die roten Übungskataloge. Danach variieren Sie die Übungen aus allen Farbkategorien. Planen Sie drei bis fünf Trainingseinheiten pro Woche ein. Haben Sie Ihre Leistung stabilisiert, erfreuen Sie sich täglich an einem gesunden und selbstbewussten Körpergefühl.

Anhand der Testergebnisse haben Sie Ihre Trainingsfarbe erkannt und wissen nun, welche Übungen am besten für Sie sind. Es kann gut sein, dass Sie bei den Tests unterschiedliche Trainingsfarben als Ergebnis erhalten haben, z.B. blau beim Ausdauertest und grün beim Krafttest. Dann sind Sie einfach unterschiedlich stark trainiert. In diesem Fall können Sie den Vorteil von Effective voll ausschöpfen: Ihre Fähigkeiten werden nicht über einen Kamm geschert, sondern Sie können Ausdauer und Kraft ganz individuell trainieren.

Ihr individuelles Effective Ziel

Wollen Sie Ihr Ziel erreichen, müssen Sie wissen, wohin die Reise gehen soll. Einfach mit dem Training loszulegen, ohne eine Vorstellung von Ihrem Ziel zu haben, macht Ihr Bemühen zunichte. Nehmen Sie sich ein paar Minuten Zeit und machen Sie sich eine genaue Vorstellung von dem, was Sie erreichen wollen.
- Wie möchten Sie am Ende der Effective «Reise» aussehen?
- Wie soll sich Ihr Körper anfühlen?
- Welcher motivierende Satz könnte Sie begleiten?

Formulieren Sie Ihre Wünsche möglichst positiv und präzise. Dadurch programmieren Sie Ihr Gehirn, alles wahrzunehmen und zu nutzen, was Sie zu Ihrem individuellen Ziel führt.

Mein Ziel ist
_____
_____
_____
_____

Folgende Tipps sollten Sie beachten:
- Notieren Sie Ihre Trainingszeiten! Dadurch unterstützen Sie die Regelmäßigkeit Ihres Trainings.
- Die Wiederholung macht's: Dreimal in der Woche je eine Stunde ist aus trainingswissenschaftlicher Sicht sinnvoll!
- Trainieren Sie höchstens sechsmal pro Woche. Einen Tag Pause braucht Ihr Körper zur Regeneration.

Es kann losgehen! Erfüllen Sie sich Ihre Wünsche!

TRAININGSSTART

Einstimmung

Herzlich Willkommen zu Effective!

Nehmen Sie sich Zeit. Konzentrieren Sie sich ganz auf Ihren Körper, Ihren Geist und Ihre Seele.

Atmen Sie dreimal tief durch.

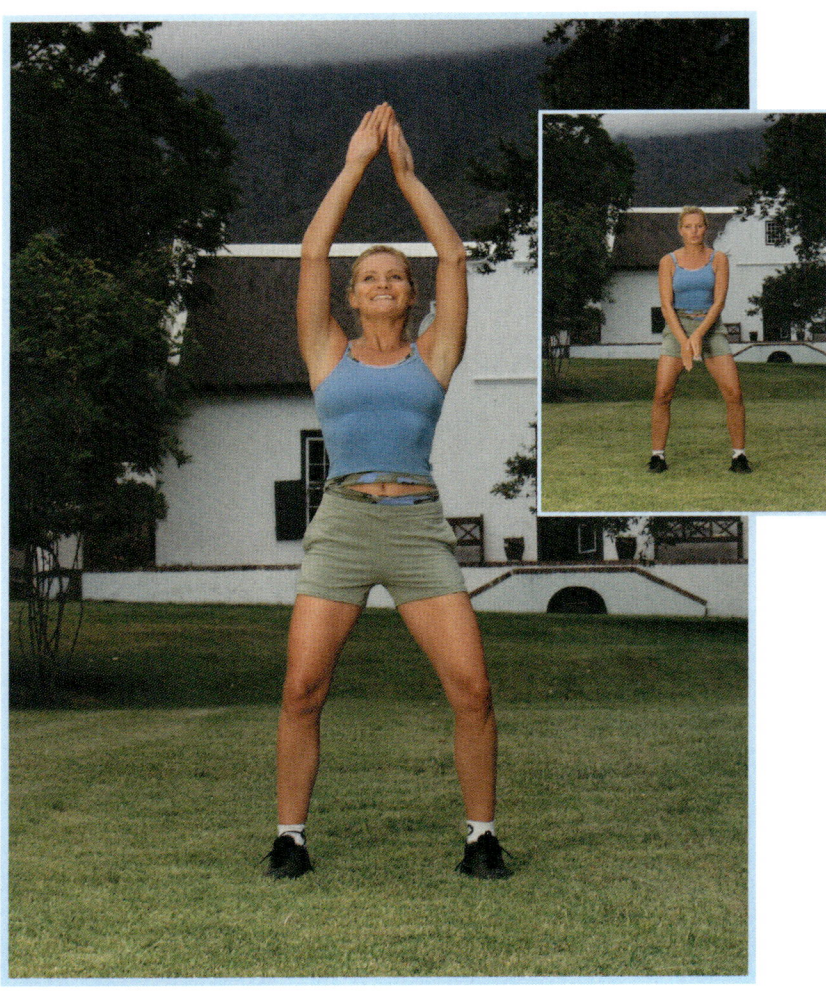

Nehmen Sie mit jedem Einatmen auf, was Sie aufnehmen möchten – Energie, Frische und vielleicht Konzentration auf Ihre Wünsche – und geben Sie das ab, was Sie innerhalb dieser Trainingszeit nicht brauchen.

Stellen Sie sich schulterbreit mit geschlossenen Augen in den Raum und nehmen Sie wahr, wie Sie stehen. Sie können Ihr Gewicht langsam wie ein Pendel nach vorne und hinten bewegen, bis Sie Ihre individuelle Mitte gefunden haben.

Verlagern Sie Ihr Gewicht nun von rechts nach links oder umgekehrt bis in den Einbeinstand. Spüren Sie intensiv in Ihren Stand hinein. Zählen Sie, angekommen auf einem Bein, nun langsam bis zehn. Nutzen Sie dann die andere Seite als Standbein und wiederholen Sie diese Koordinationsübung.

Versuchen Sie, Ihre individuelle Körpermitte wahrzunehmen, die Ihre Energie bündelt und Ihnen die nötige Stabilität für das nachfolgende Training beschert. Vielleicht hilft es Ihnen, sich vorzustellen, sanft, elegant und leise wie eine Katze jede Bewegung von Ihrer Mitte ausgehend durchzuführen.

Atmen Sie nun noch einmal tief durch, indem Sie beide Arme über die Seite mit dem Einatmen nach oben schwingen, die Welt umarmen und Sie dann mit der Ausatmung gelöst Ihr Training beginnen können.

Effective Contact / Aufwärmung

Das Warm up dient der Vorbereitung des aktiven und passiven Bewegungsapparates auf die nachfolgende Belastung. Nutzen Sie eventuell als motivierende Unterstützung eine anspornende, belebende Musik Ihrer Wahl. Dabei sollten Sie locker auf den Rhythmus gehen können.

- Sie beginnen in der Grundstellung. Stellen Sie sich so hin, dass die Füße schulterbreit auseinander stehen. Spannen Sie Ihren Po an. Ziehen Sie Ihren Bauchnabel nach innen. Das Brustbein ist zur Sonne gerichtet.
- Kreisen Sie 20 – 30-mal Ihre Schultern rückwärts.
- Vergrößern Sie den Bewegungsradius. Nehmen Sie Ihre gestreckten Arme hinzu und kreisen Sie diese 20 – 30-mal nach hinten.

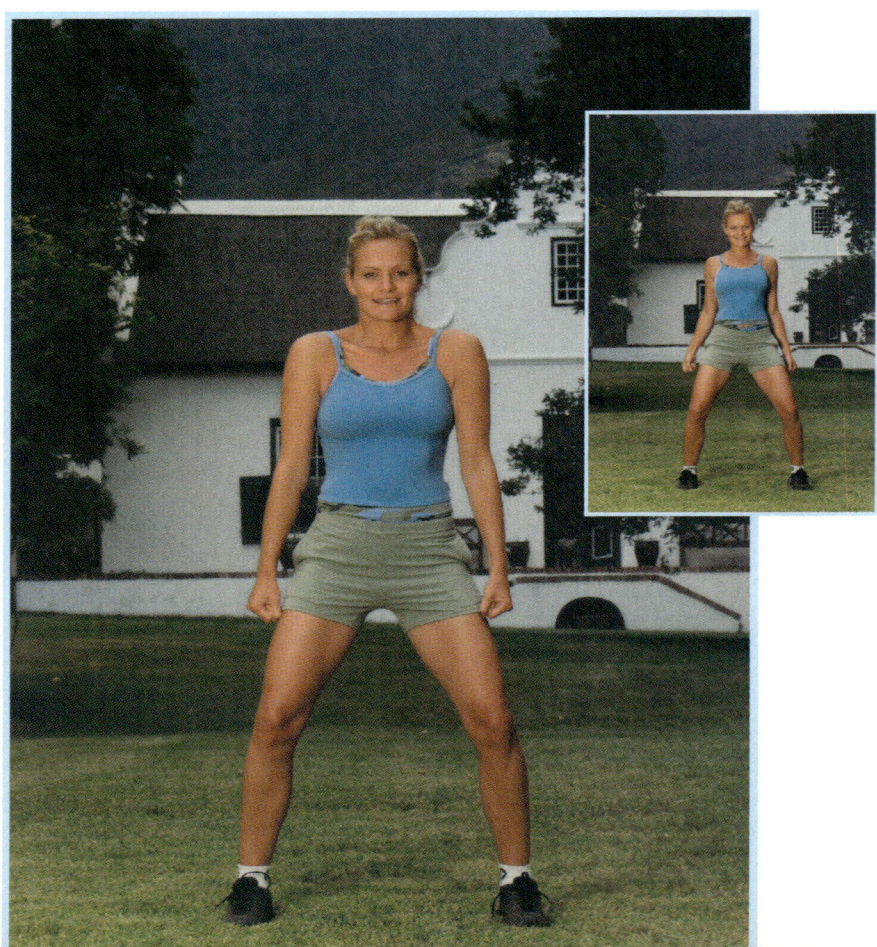

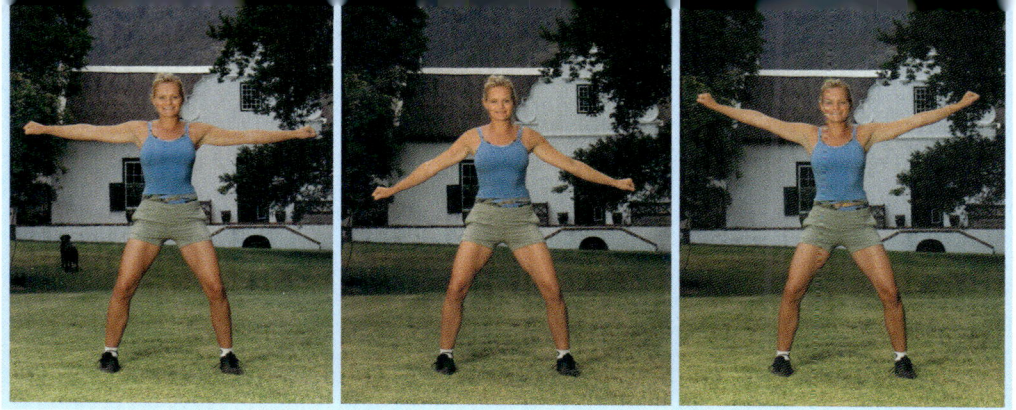

- Marschieren Sie 1–2 Minuten auf der Stelle. Ziehen Sie die Knie aktiv hoch und nehmen Sie die Arme dynamisch mit.

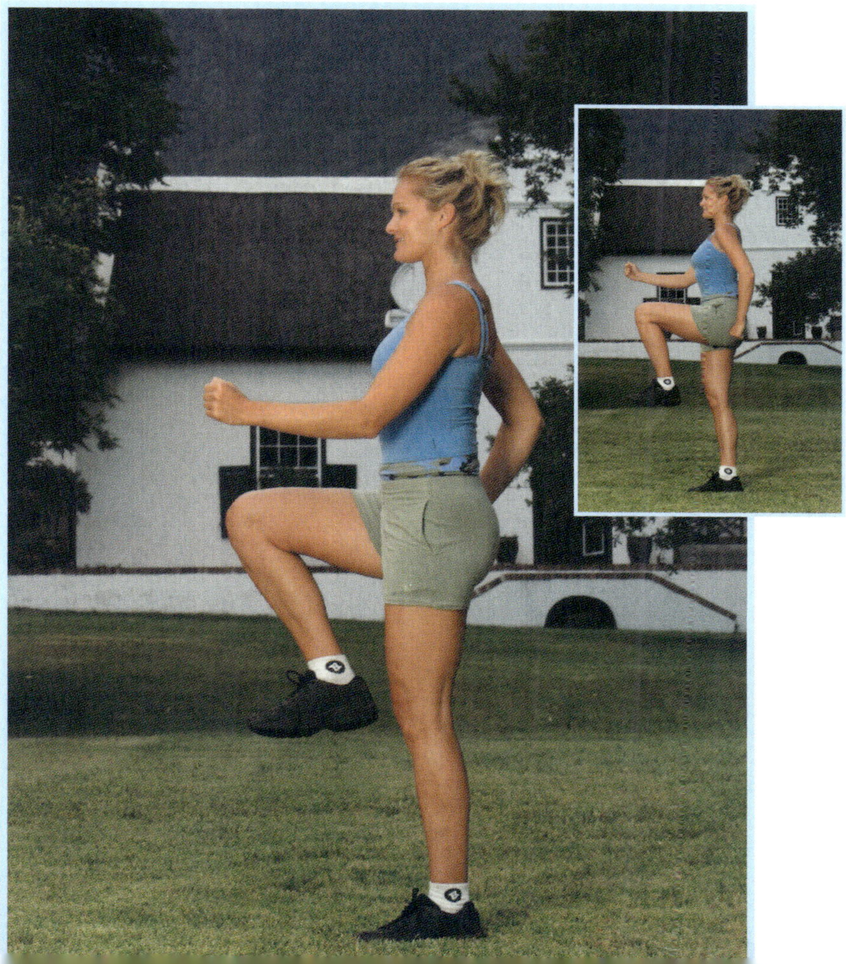

Der Rhythmus der folgenden Übungen ist immer gleich. Es handelt sich lediglich um Variationen des Step touch.

STEP TOUCH OHNE ARMEINSATZ

Ausgangsstellung
- Stand, die Füße sind geschlossen, die Knie leicht gebeugt, die Pomuskeln angespannt.
- Schulterblätter zusammendrücken, Brust rausstrecken, die Hände befinden sich auf Hüfthöhe.

Durchführung
- Schritt nach rechts, Tap mit der linken Fußspitze an den rechten Fuß (Standbein).
- Schritt nach links, Tap mit der rechten Fußspitze an den linken Fuß (Standbein).
- Führen Sie diesen Schritt ca. 1 Minute durch.

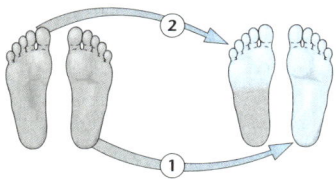 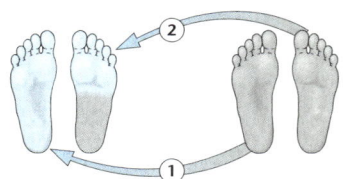

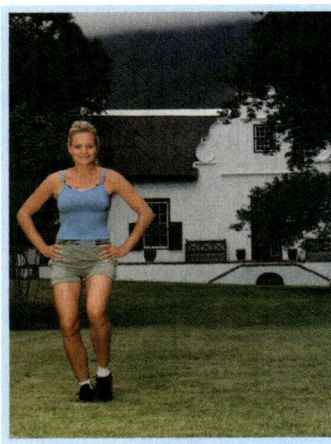 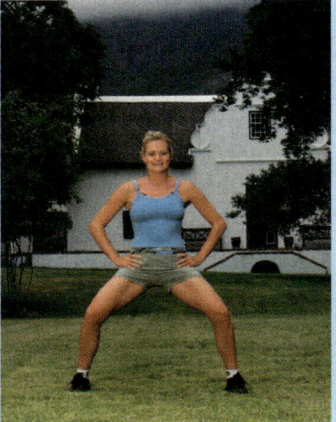 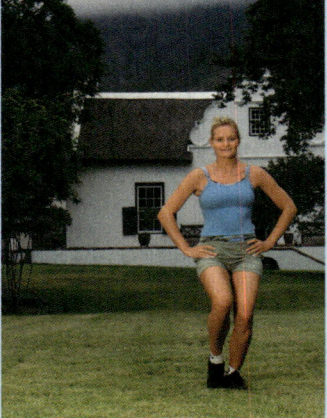

Step touch mit Armeinsatz nach vorne

Durchführung
- Schritt nach rechts, gleichzeitig werden beide Arme auf Schulterhöhe nach vorne gestreckt.
- Tap mit der linken Fußspitze an den rechten Fuß (Standbein), dabei beugen sich die Arme, und die Fäuste werden wieder zur Hüfte gebracht.
- Schritt nach links, gleichzeitig werden beide Arme auf Schulterhöhe nach vorne gestreckt.
- Tap mit der rechten Fußspitze an den linken Fuß (Standbein), dabei beugen sich die Arme, und die Fäuste werden wieder zur Hüfte gesenkt.
- Führen Sie diese Übung ohne Pause 1 Minute durch.

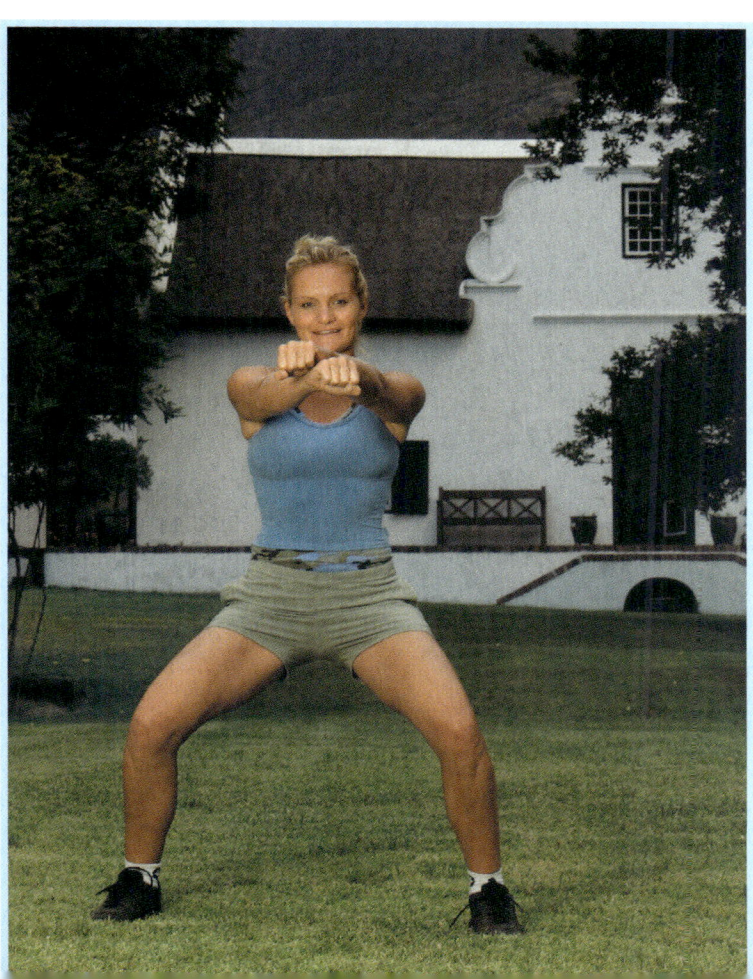

Step touch mit Armeinsatz zur Seite

Durchführung
- Step touch
- Beide Arme werden auf Schulterhöhe zur Seite gestreckt und wieder zurückgeführt.
- Lassen Sie sich 1 Minute Zeit für diese Sequenz.

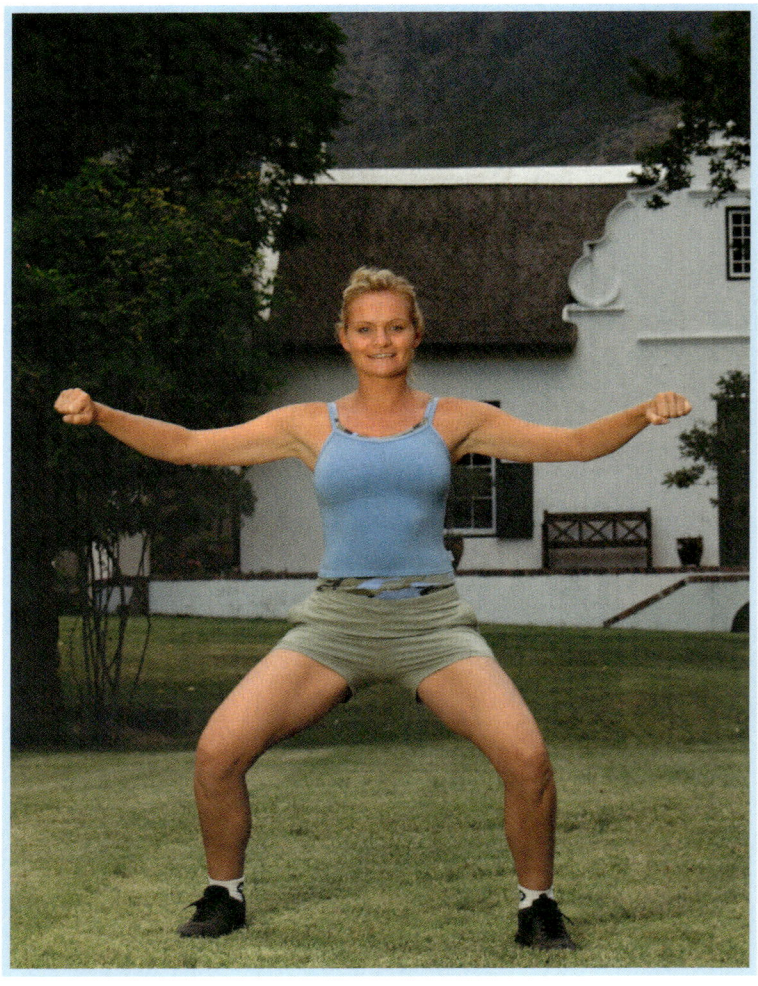

Step touch mit Armeinsatz hoch

Durchführung
- Step touch
- Führen Sie beide Arme kraftvoll nach oben und wieder nach unten.
- Wechseln Sie nach 1 Minute zur nächsten Übung.

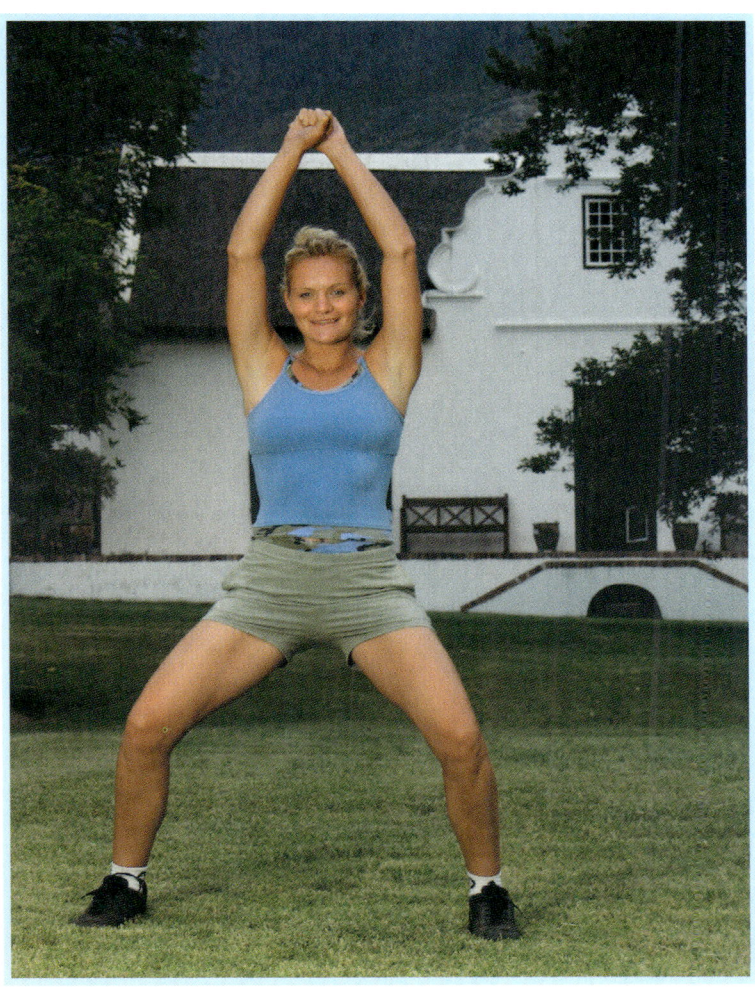

Step touch tief mit gebeugten Beinen

Durchführung
- Gehen Sie während des Step touchs tief in die Hocke. Je tiefer der Po ist, desto effektiver ist die Wirkung der Übung.
- Lassen Sie den Oberkörper aufrecht.
- Diese schweißtreibende Übung führen Sie 1 Minute durch.

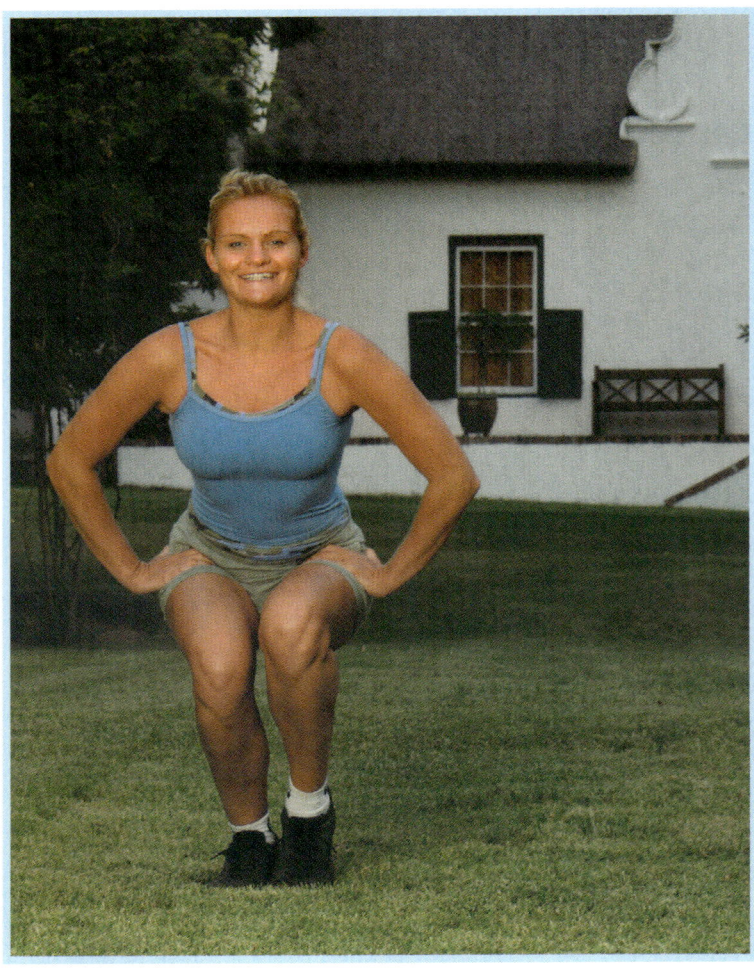

Crossover touch vor

Durchführung
- Step touch mit gebeugten Knien.
- Po absenken, die rechte Ferse kreuzt vor dem linken Fuß.
- Dann kreuzt die linke Ferse vor dem rechten Fuß.
- Nach 1 Minute der Übung ist Ihre Beininnenseite erwärmt.

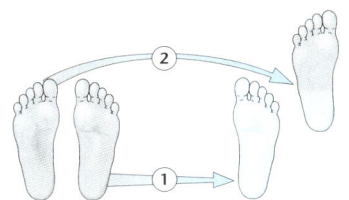
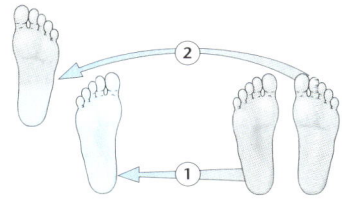

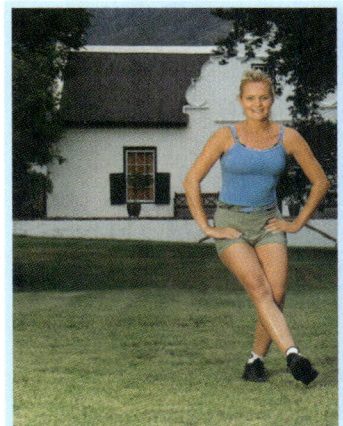
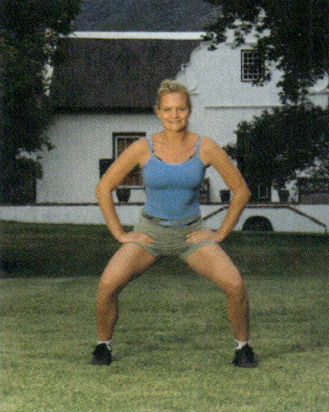
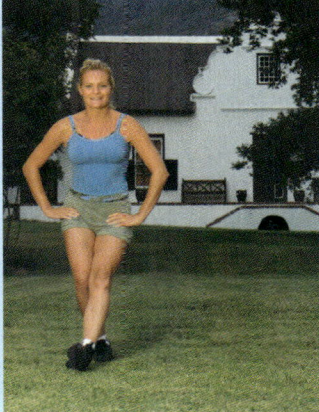

Crossover touch rück

Durchführung
- Step touch mit gebeugten Knien.
- Po tief, rechte Fußspitze kreuzt hinter dem linken Fuß.
- Der Wechsel folgt, linke Fußspitze kreuzt hinter dem rechten Fuß.
- Diese Übung führen Sie ca. 1 Minute durch.

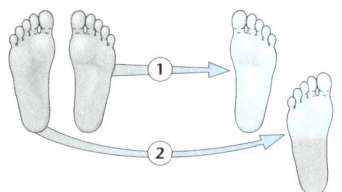 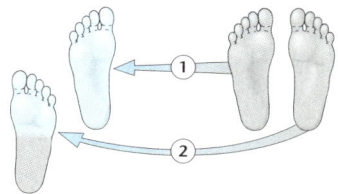

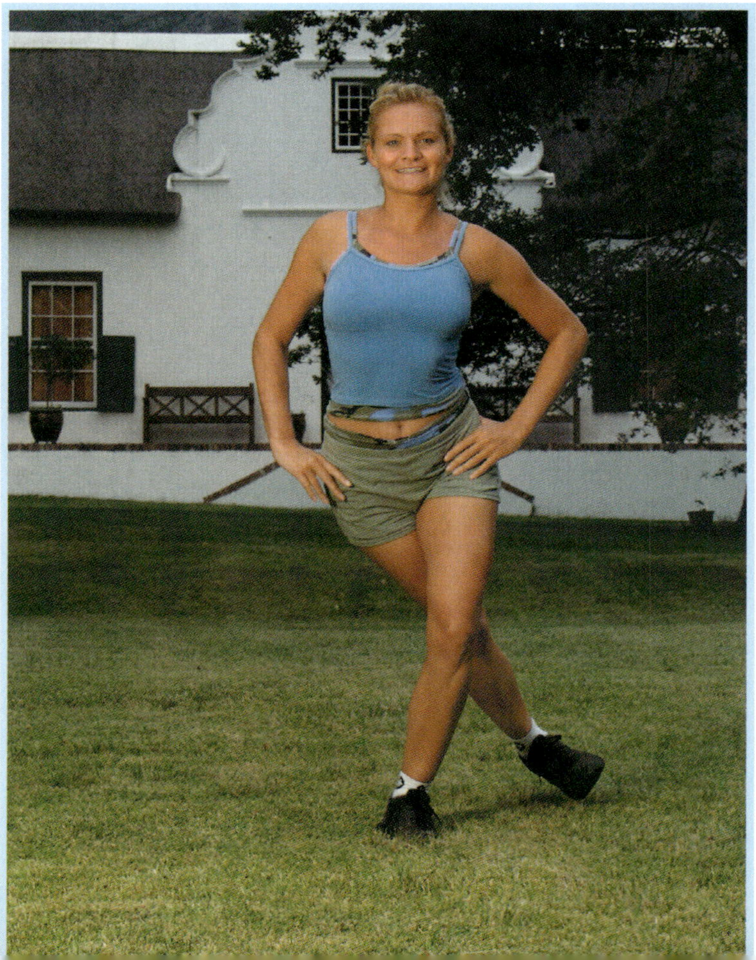

Zur Beendigung des Warm up gehen Sie locker auf der Stelle und atmen dreimal tief ein und aus. Dabei werden die Arme weit geöffnet nach oben geführt und wieder gesenkt.

Nun haben Sie die optimalen Voraussetzungen für Ihr individuelles Krafttraining geschaffen. Nutzen Sie jetzt die Übungen Ihrer Farbkategorie.

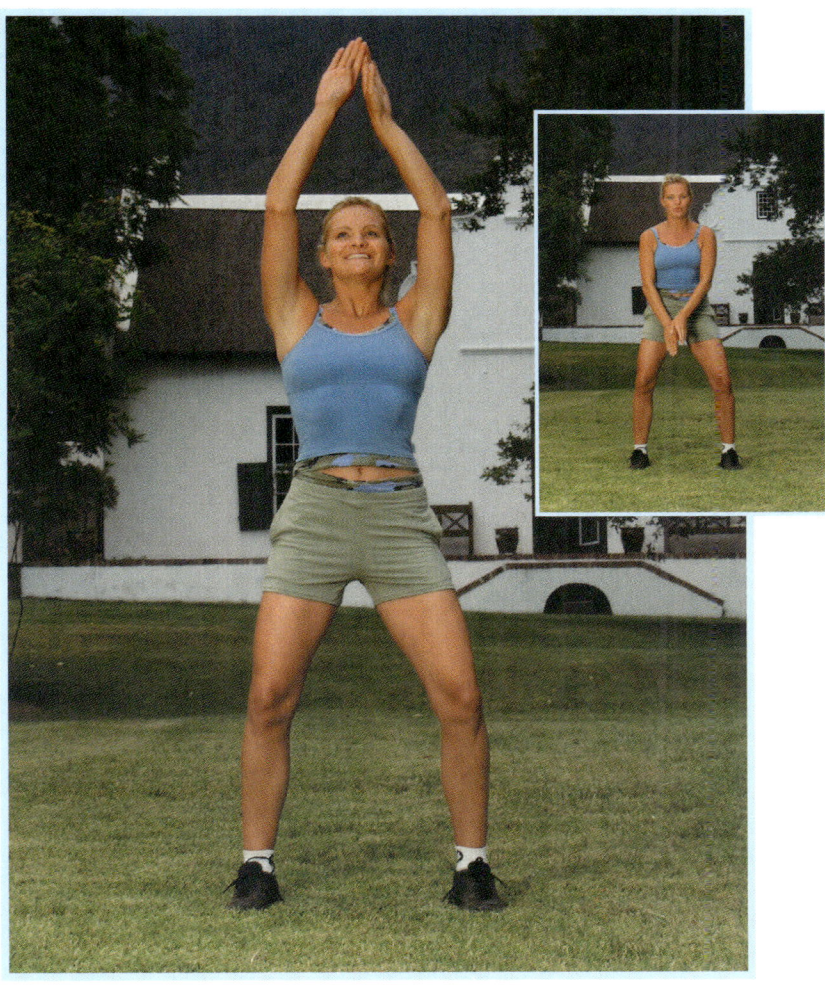

Muscle: Das individuelle Effective Krafttraining

Effective bietet in kürzester Zeit höchste Erfolge. Steigern Sie Ihre Leistungsfähigkeit. Das ist ganz leicht! Richten Sie Ihre Aufmerksamkeit auf die Muskeln, die Sie trainieren. Dadurch erreichen Sie immense Unterschiede zum herkömmlichen Krafttraining. Zusätzlich können Sie auf Kurzhanteln und das Soft-Weight zurückgreifen, um die Effektivität zu steigern.

Das grüne Training

Nutzen Sie den sanften Einstieg ins Effective Krafttraining. Straffen Sie Ihre Muskulatur und gehen Sie Ihre Problemzonen an. Sie werden neben dem kräftigenden Effekt zusätzlich überflüssige Fettpölsterchen verlieren. Das nachfolgende Übungsrepertoire sollten Sie mindestens zweimal pro Woche durchführen. Wechseln Sie nach sechs bis acht Wochen zu den blauen Übungseinheiten.

Gerade Bauchmuskulatur: Crunches

Ausgangsposition
- Rückenlage, beide Fersen aufstellen.
- Bauchnabel nach innen ziehen, Po anspannen, beide Hände gestreckt Richtung Hosentasche ablegen.

Durchführung
- Langsam Wirbel für Wirbel möglichst gebeugt aufrollen und langsam wieder ablegen. Dabei bleibt der untere Rückenbereich liegen.
- Spannen Sie während der gesamten Übung den Po fest an.
- Führen Sie diese Übung 15-mal durch.

Tipp Bei eventuellen Nackenschmerzen können Sie ein Handtuch als Kopfstütze benutzen.

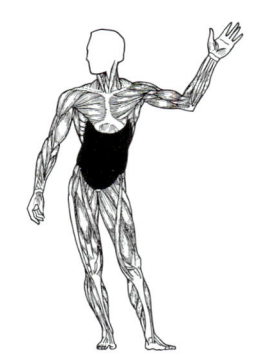
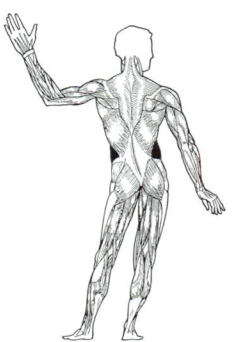
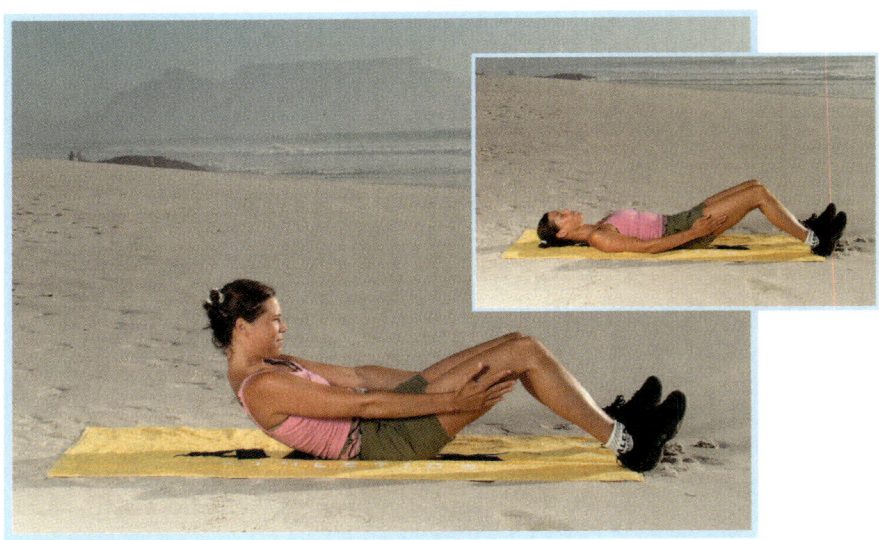

Untere Bauchmuskulatur: Abdomencurl

Ausgangsposition
- Rückenlage, beide Beine anwinkeln, Knie zur Brust ziehen, Füße kreuzen.
- Bauchnabel nach innen, unteren Rückenbereich an den Boden pressen, Hände hinter den Kopf legen.

Durchführung
- Beide Knie Richtung Nase ziehen, sodass sich der Po vom Boden entfernt.
- Lösen Sie die Übung langsam auf. Stellen Sie die Fersen ab und achten Sie darauf, dass der untere Rücken am Boden bleibt.
- Machen Sie diese Übung 15-mal.

Tipp Atmen Sie regelmäßig? Falls Sie keinen natürlichen Rhythmus finden, atmen Sie beim Anspannen der Bauchmuskeln aus und beim Entspannen wieder ein.

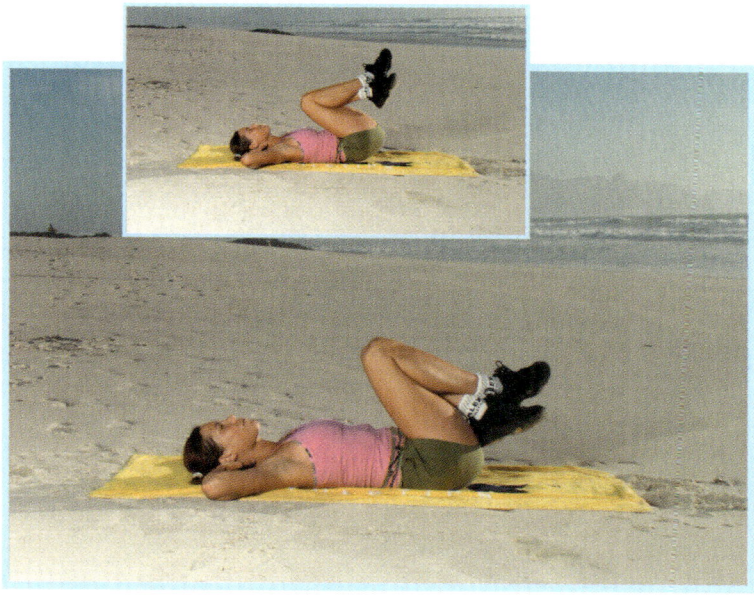

Schräge Bauchmuskulatur: Hüftcrunch

Ausgangsstellung

- Rückenlage, beide Fersen aufstellen, Bauchnabel nach innen ziehen.
- Rechte Hand auf den linken Oberschenkel legen, linke Hand gestreckt neben dem Körper halten.

Durchführung

- Durch die Anspannung der schrägen Bauchmuskulatur hebt sich der obere Rücken vom Boden, die rechte Hand wird dabei in die Richtung des linken Knies geschoben.
- Die Lendenwirbelsäule bleibt am Boden, das Becken wird fixiert. Führen Sie die Übung dann nach rechts aus.
- Wiederholen Sie diese Übung 10-mal zu jeder Seite. Machen Sie beim Seitenwechsel eine Pause.
- Wenn es Ihnen angenehm ist, können Sie die gebeugten Beine zu einer Seite ablegen und ca. 10 Sekunden in dieser Position verweilen. Wechseln Sie die Seite.

Tipp Bei Magen-Darm-Problemen gibt es die Möglichkeit, die Bauchmuskulatur im Stehen zu trainieren.

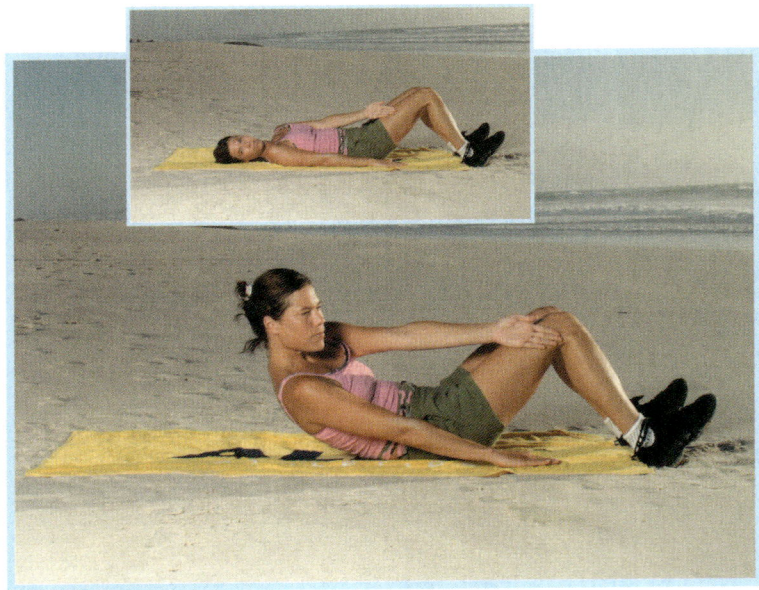

Ausgangsstellung

- Grundstellung, spannen Sie den Po an und fixieren Sie Ihr Becken in der Mittelstellung, die Arme sind gestreckt neben dem Körper.

Durchführung

- Die rechte Hand wird zum rechten Knie geführt (Seitbeuge). Durch die Kontraktion der linken schrägen Bauchmuskulatur kommen Sie wieder in die Ausgangsstellung. Wiederholen Sie die Übung 15-mal zu jeder Seite.
- Zur Verstärkung der Übung können Sie Hanteln oder das Soft-Weight verwenden. Nehmen Sie diese in die Hand der jeweils zu beugenden Seite.

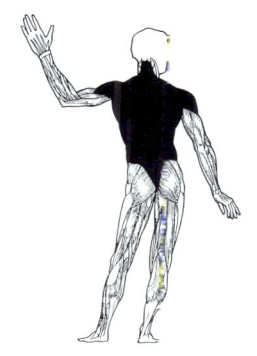

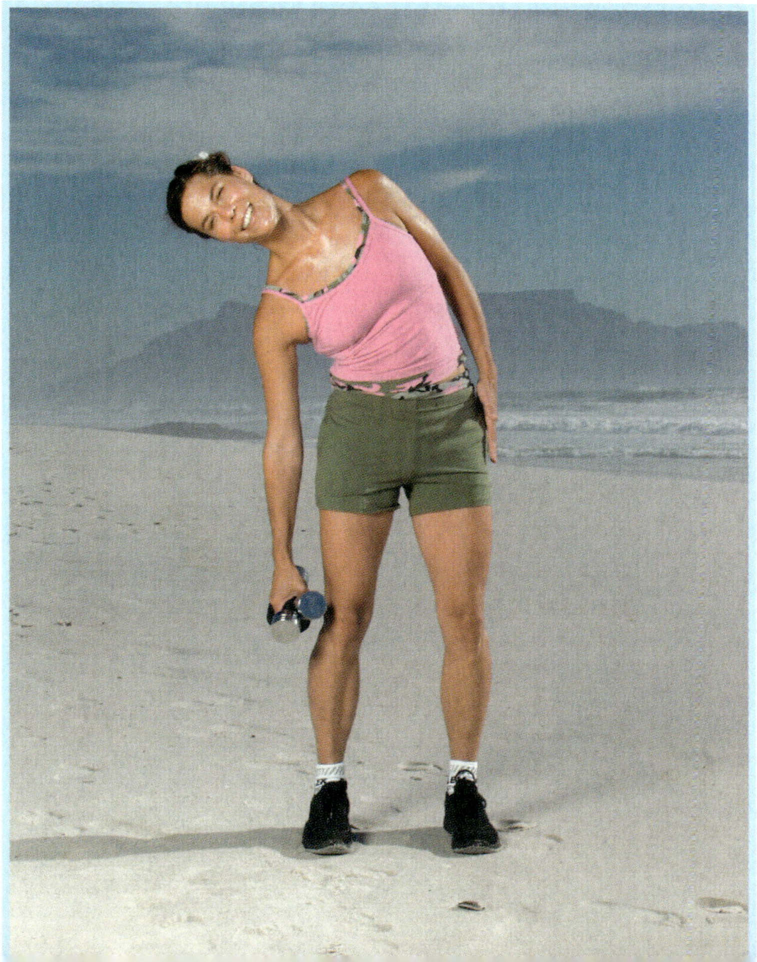

Rückenstrecker: Backextension

Ausgangsstellung
- Bauchlage, Arme liegen gestreckt neben dem Körper, die Stirn berührt den Boden.
- Zur Erleichterung können Sie ein Soft-Weight auf die Waden legen. Sollten Sie keines zur Verfügung haben, fixieren Sie die Füße wahlweise unter einer Heizung oder einem Sofa.

Durchführung
- Po anspannen, Schulterblätter zusammenziehen, die Arme und der Oberkörper heben vom Boden ab.
- Nach Beendigung der Übung entspannen Sie sich im Fersensitz. Legen Sie Ihren Oberkörper auf den Oberschenkeln locker ab.
- Wiederholen Sie diese Übung 15-mal.

Tipp Bei Schmerzen im unteren Rückenbereich können Sie sich ein Kissen unter den Bauch legen.

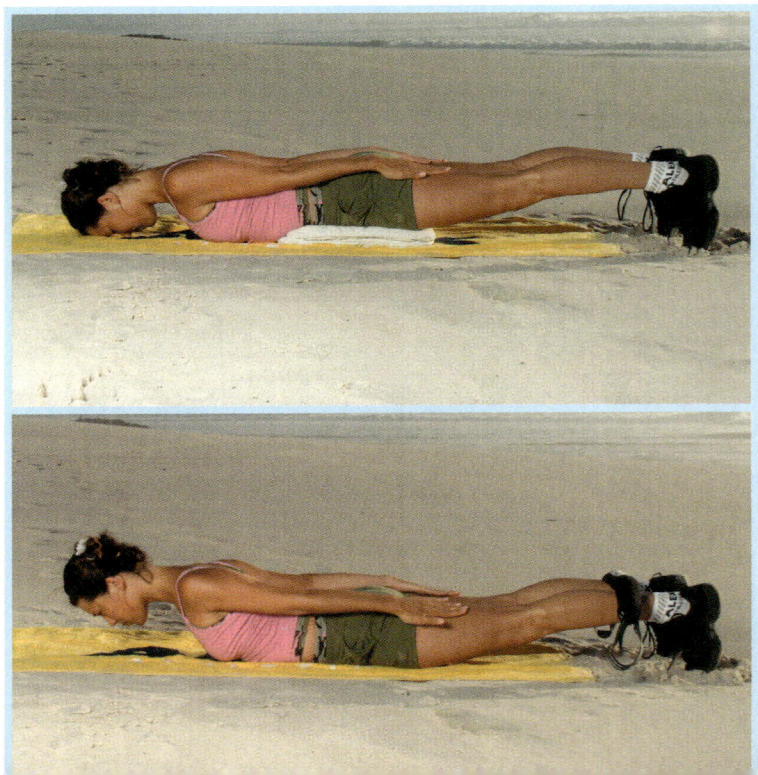

Aussenrotatoren: Schulterstabilisation

Ausgangsstellung
- Kniebeuge: Dabei wird der Po nach hinten unten abgesenkt, der Oberkörper leicht nach vorne gebeugt.
- Die Knie bilden eine Linie mit den Fußknöcheln und schauen direkt über die nach vorne gerichteten Fußspitzen.
- Der Kopf ist die gerade Verlängerung der Wirbelsäule. Schauen Sie nach unten. Beide Hände ruhen auf den Oberschenkeln.

Durchführung
- Ein Arm wird mit gebeugten Ellenbogen nach außen rotiert und wieder in die Ausgangsstellung gebracht.
- Die Oberarme bleiben am Oberkörper (Rotation im Schultergelenk). Danach folgt der Wechsel.
- Machen Sie diese Übung 20-mal pro Seite.

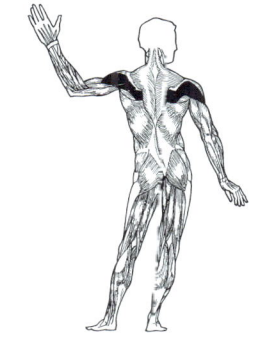

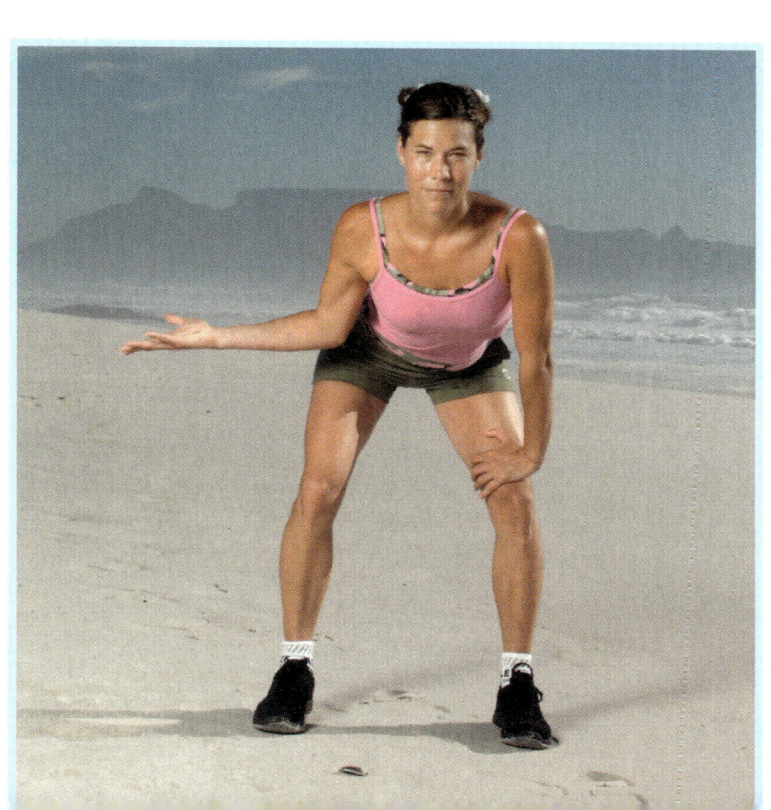

Bizeps: Armbeugen

Ausgangsstellung
- Stand, Grundstellung.
- Arme gestreckt neben dem Körper, Handinnenflächen zeigen zum Oberschenkel.

Durchführung
- Ellenbogen beugen und strecken, der Daumen wird zum Schultergelenk gebracht.
- Machen Sie diese Übung 25-mal und nutzen Sie evtl. ein leichtes Gegengewicht wie z. B. Flaschen oder Hanteln.

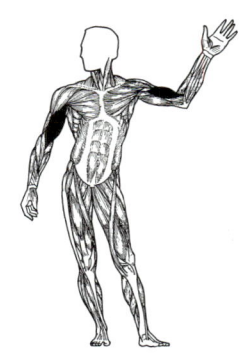
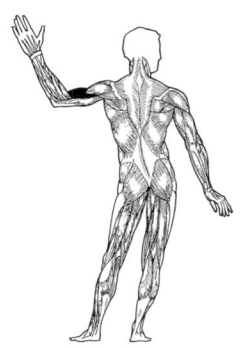
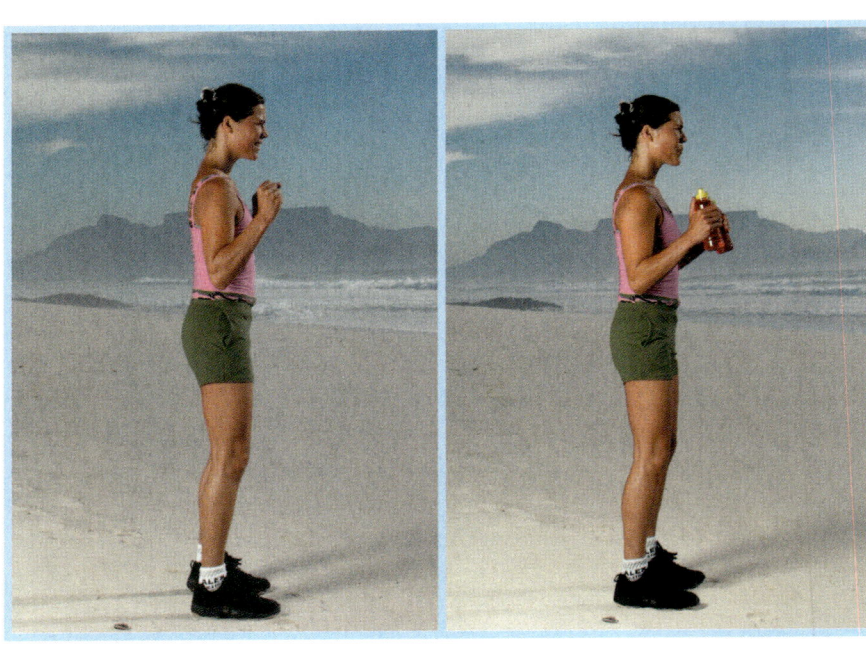

Trizeps: Armstrecken

Ausgangsstellung
- Schrittstellung (linkes Bein vorne).
- Der Oberkörper und der Kopf bilden die Verlängerung des hinteren Beines, die Hände befinden sich an der Hosentasche.

Durchführung
- Der rechte Arm wird hinter dem Körper gestreckt und wieder gebeugt.
- Konzentrieren Sie sich während der Streckung des Ellenbogens auf die hintere Oberarmstreckmuskulatur.
- Wiederholen Sie diese Übung 25-mal pro Seite evtl. mit einem leichten Gewicht (Flasche oder Hantel).

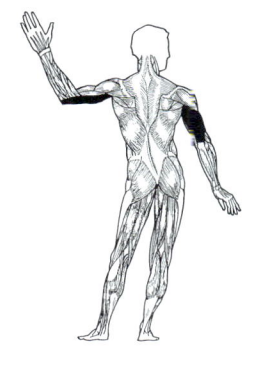

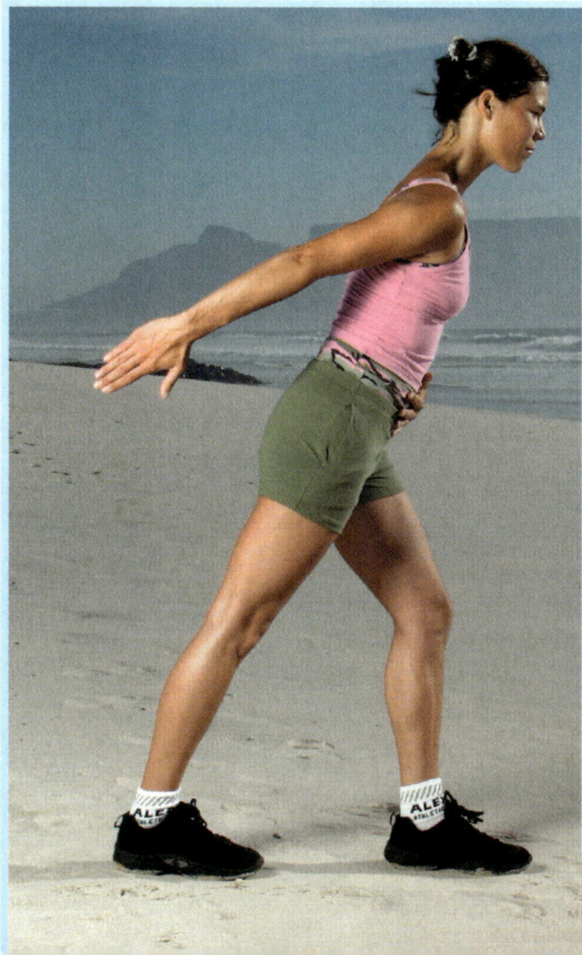

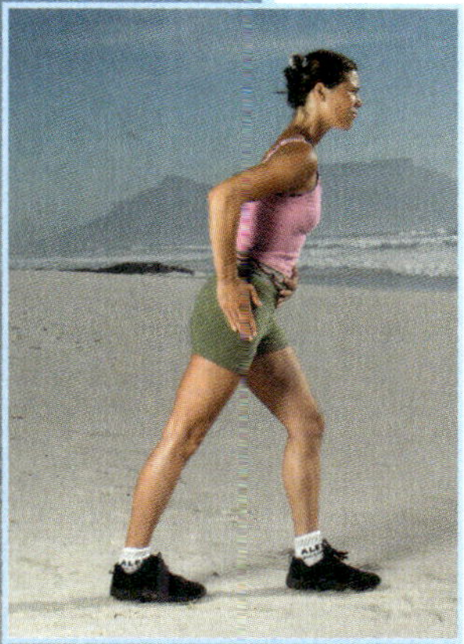

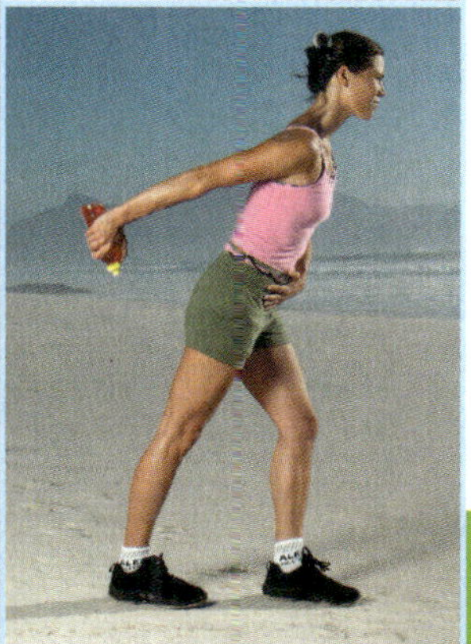

Brustmuskulatur, Schulter vorne, Trizeps: Flys

Ausgangsstellung
- Rückenlage
- Beide Fersen aufstellen, die gebeugten Oberarme bilden die Verlängerung der Schulterachse.
- Bilden Sie eine Faust, sodass die Daumen zueinander zeigen.

Durchführung
- Die gestreckten Arme werden vor der Brust zusammengeführt. Die Daumen treffen sich.
- Wiederholen Sie diese Übung 25-mal. Spannen Sie dabei die Brustmuskulatur fest an.

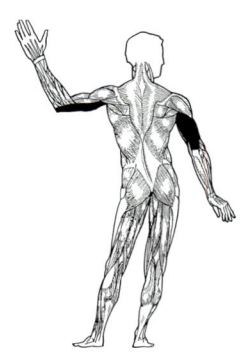

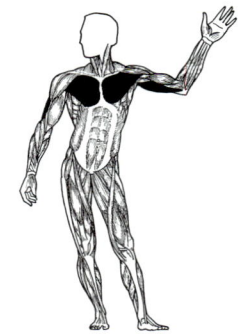

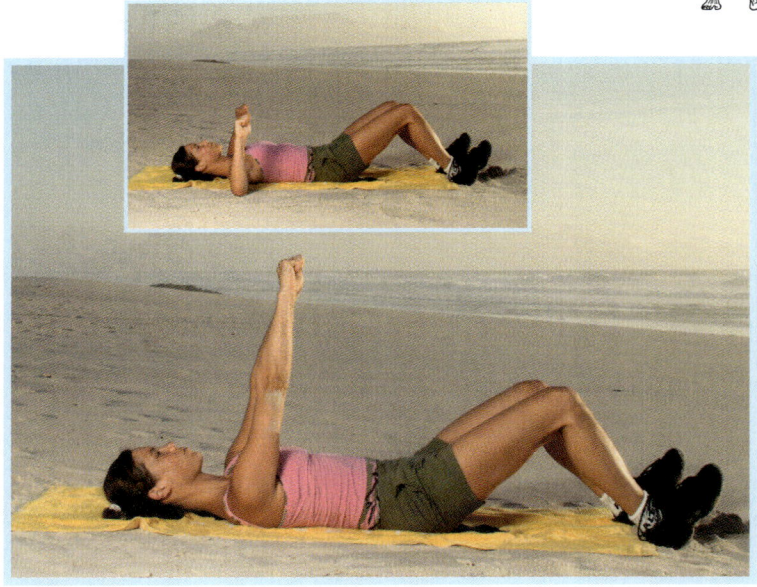

Tipp 1 Um die Brustmuskulatur optimal zu trainieren, können Sie den Winkel zwischen Oberarm und Oberkörper in der nachfolgenden Übung variieren.

Tipp 2 Wollen Sie diese Übung erschweren, nutzen Sie Hanteln oder Flaschen als Gewicht.

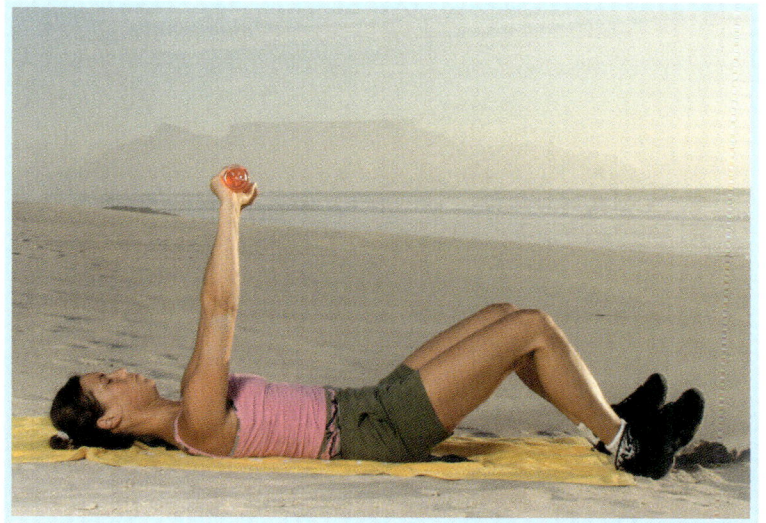

OBERE SCHULTERMUSKULATUR: CHICKENS

Ausgangsstellung
- Stand, Grundstellung
- Ellenbogen sind gebeugt, die Hände befinden sich am Schlüsselbein.

Durchführung
- Der Ellenbogen wird seitlich bis zur Schulterhöhe und wieder zurück bewegt. Spannen Sie dabei die obere Schulterpartie bewusst an.
- Wiederholen Sie diese Übung insgesamt 25-mal mit oder ohne Gewicht.

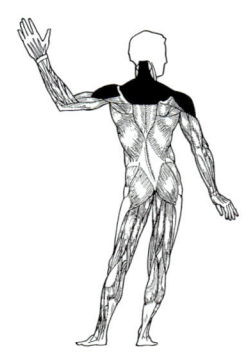

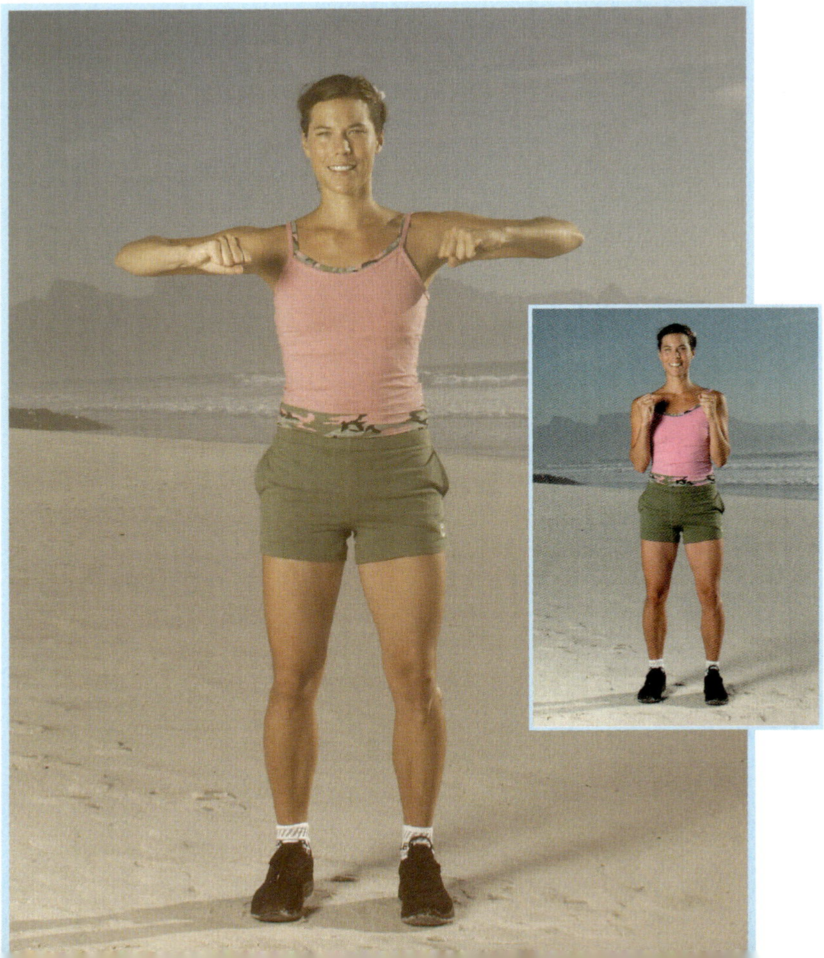

Pomuskulatur und Beinrückseite

Ausgangsstellung
- Bauchlage
- Ein Bein ist gebeugt, die Hände liegen neben dem Körper.

Durchführung
- Das gebeugte Bein vom Boden abheben und wieder senken. Spannen Sie dabei beide Pohälften fest an.
- Wiederholen Sie diese Übung 20-mal pro Seite.

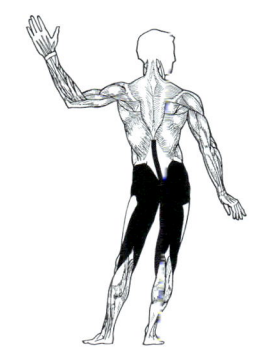

Tipp Bei Beschwerden im unteren Rückenbereich können Sie sich ein Kissen unter den Bauch legen.

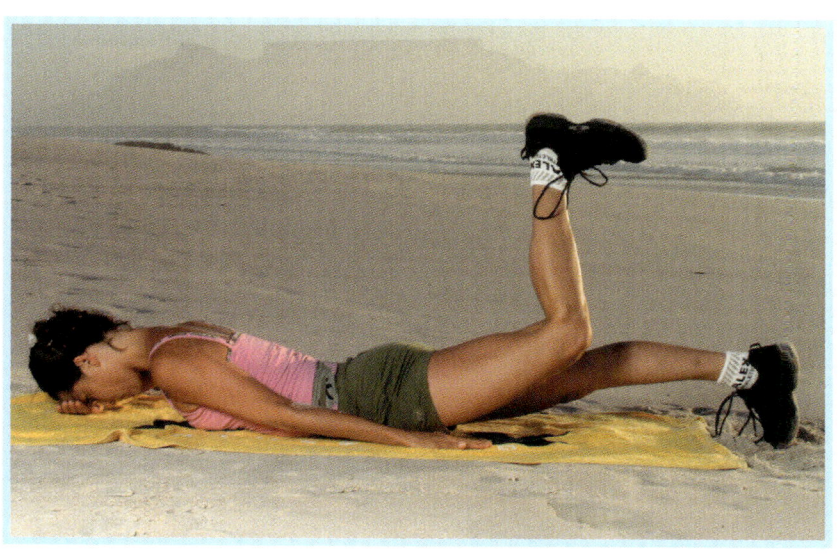

Das blaue Training

Die Grundlagen sind geschaffen. Ihre Muskulatur, Ihr Herz-Kreislauf-System, Ihre Koordination und Ihre Entspannungsfähigkeit sind optimal vorbereitet, um dieses blaue Kraftniveau anzugehen. Führen Sie Ihr Effective Training die nächsten zwei Monate mindestens dreimal pro Woche durch. Danach erfüllen Sie die Ansprüche für die gelben Kraftübungen!

Gerade Bauchmuskulatur: Crunches

Ausgangsposition
- Rückenlage
- Beide Fersen aufstellen, Bauchnabel nach innen ziehen.
- Po anspannen, Arme überkreuzt auf der Brust ablegen.

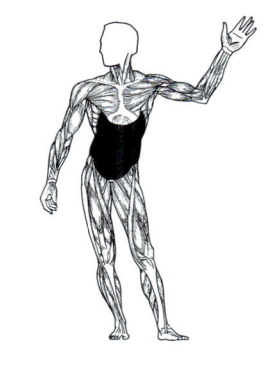

Durchführung
- Langsam mit angespanntem Po Wirbel für Wirbel möglichst gebeugt aufrollen. Dabei bleibt der Hosenbund im Bodenkontakt (Becken bleibt liegen).
- Während der Aufrollbewegung schieben Sie beide Hände neben den Oberschenkeln in Richtung Knie. Zählen Sie beim Abrollen langsam bis fünf.
- Führen Sie die Übung 15-mal aus. Machen Sie eine halbe Minute Pause, räkeln Sie sich und atmen Sie tief in den Bauch ein und aus. Danach wiederholen Sie die Übung 15-mal.

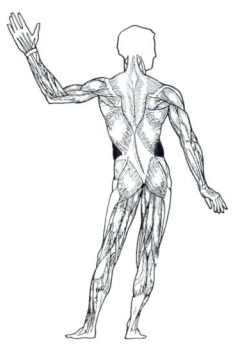

Tipp Um Ihre Nackenmuskulatur zu stärken und die Durchblutung der Muskulatur zu fördern, konzentrieren Sie sich darauf, den Kopf mit einzurollen und wieder abzulegen.

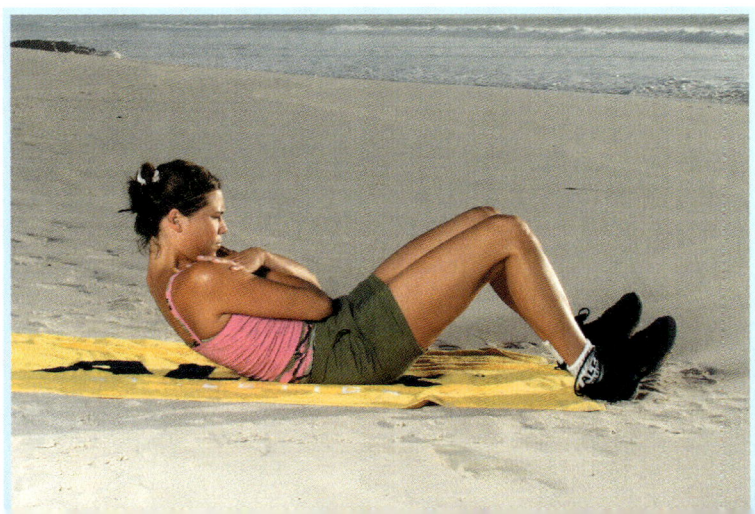

Untere Bauchmuskulatur: Abdomencurl

Ausgangsposition
- Rückenlage
- Beide Beine Richtung Himmel strecken, die Knie sind leicht gebeugt, die Füße können zur Stabilisation gekreuzt werden.
- Bauchnabel nach innen ziehen, unteren Rückenbereich an den Boden pressen, Hände hinter den Kopf legen.

Durchführung
- Heben Sie den angespannten Po durch die Kontraktion der unteren Bauchmuskulatur vom Boden ab. Lassen Sie während der Übung die Beine leicht gebeugt.
- Lösen Sie die Übung langsam auf. Stellen Sie die Fersen ab und achten Sie darauf, dass der untere Rücken am Boden bleibt.
- Machen Sie zwei Sets à 15 Wiederholungen. In der Pause atmen Sie tief in den unteren Bauchbereich ein und wieder aus.

Tipp Zur Verstärkung der Übung können Sie das Soft-Weight auf die Fußsohlen legen.

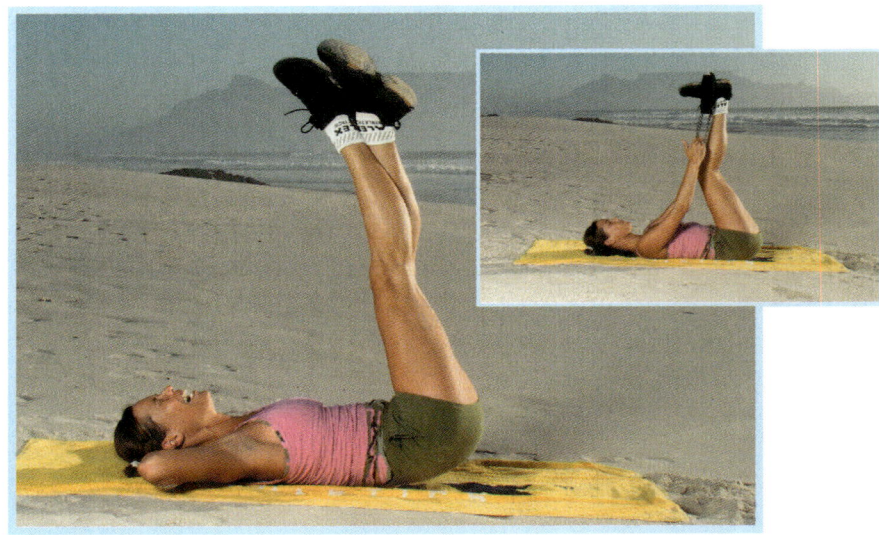

Schräge Bauchmuskulatur: Hüftcrunch

Ausgangsstellung
- Rückenlage
- Beide Fersen aufstellen, Bauchnabel nach innen ziehen, die rechte Hand auf den linken Oberschenkel legen, die linke Hand ruht neben dem Körper.
- Die Füße können fixiert werden (z. B. unter eine Heizung klemmen oder das Soft-Weight auf die Schuhe legen).

Durchführung
- Durch die Anspannung der schrägen Bauchmuskulatur hebt sich der Rücken Wirbel für Wirbel vom Boden, die rechte Hand wird dabei in Richtung des linken Knies geschoben, das Becken wird fixiert. Führen Sie die Übung dann nach rechts aus.
- Wiederholen Sie diese Bewegung 15-mal zu jeder Seite. Machen Sie beim Seitenwechsel eine Pause.
- Wenn es für Sie angenehm ist, können Sie die gebeugten Beine zu einer Seite ablegen und einen Moment in dieser Position verweilen. Wechseln Sie die Seite.

Tipp Möchten Sie diese Übung verstärken? Fixieren Sie eine Hantel auf Brustbeinhöhe.

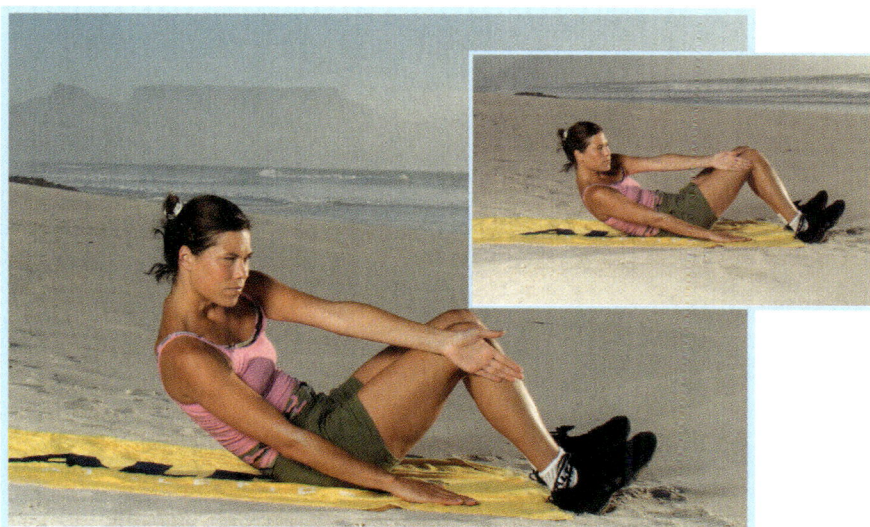

Rückenstrecker: Backextension

Ausgangsstellung
- Bauchlage
- Die Hände berühren den Nacken, die Stirn befindet sich in Bodenkontakt.

Durchführung
- Heben Sie den Oberkörper vom Boden ab, spannen Sie den Po an und ziehen Sie die Schulterblätter zusammen.
- Lassen Sie beide Füße am Boden liegen. Zur Erleichterung können Sie das Soft-Weight auf die Wade legen oder beide Füße unter einen festen Gegenstand klemmen.
- Nach Beendigung der Übung entspannen Sie sich im Fersensitz und legen Sie Ihren Oberkörper locker auf den Oberschenkeln ab.
- Machen Sie zwei Sets à 15 Übungen.

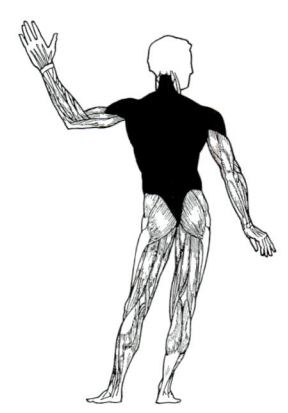

Tipp Bei Schmerzen im unteren Rückenbereich vermeiden Sie die Endposition und spannen den Rücken in der Ausgangsstellung maximal an.

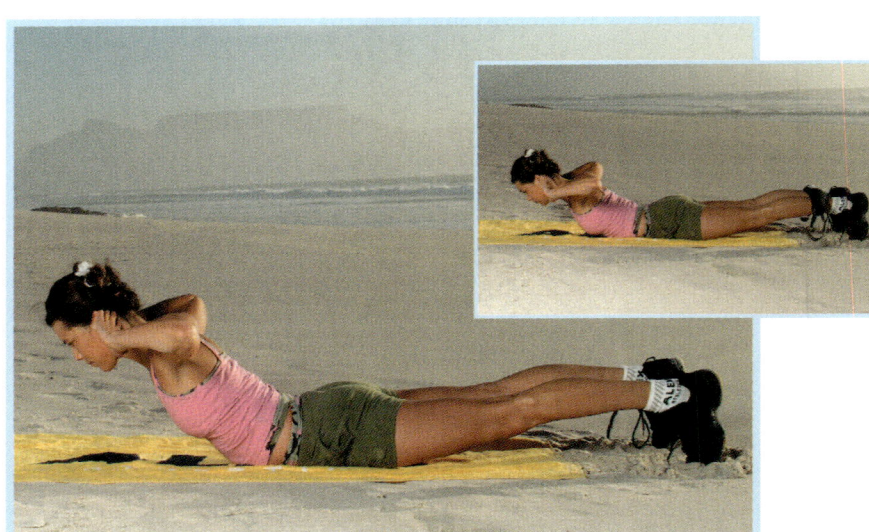

Aussenrotatoren: Schulterstabilisation

Ausgangsstellung
- Kniebeuge, dabei wird der Po nach hinten unten abgesenkt und der Oberkörper leicht nach vorne gebeugt.
- Die Knie bilden eine Linie mit den Fußknöcheln und schauen direkt über die nach vorne gerichteten Fußspitzen.
- Der Kopf ist die Verlängerung der Wirbelsäule. Schauen Sie nach unten. Beide Hände ruhen auf den Oberschenkeln.

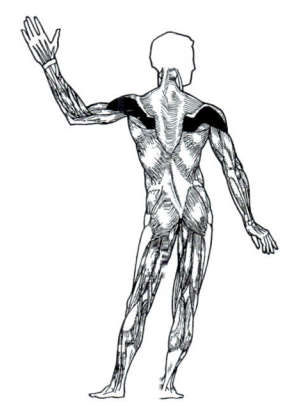

Durchführung
- Ein Arm wird mit gebeugtem Ellenbogen nach außen rotiert und wieder in die Ausgangsstellung gebracht. Danach folgt der Wechsel.
- Machen Sie zwei Sets à 20 Wiederholungen pro Seite.
- Lockern Sie die Arme zwischen den beiden Sets durch Ausschütteln.

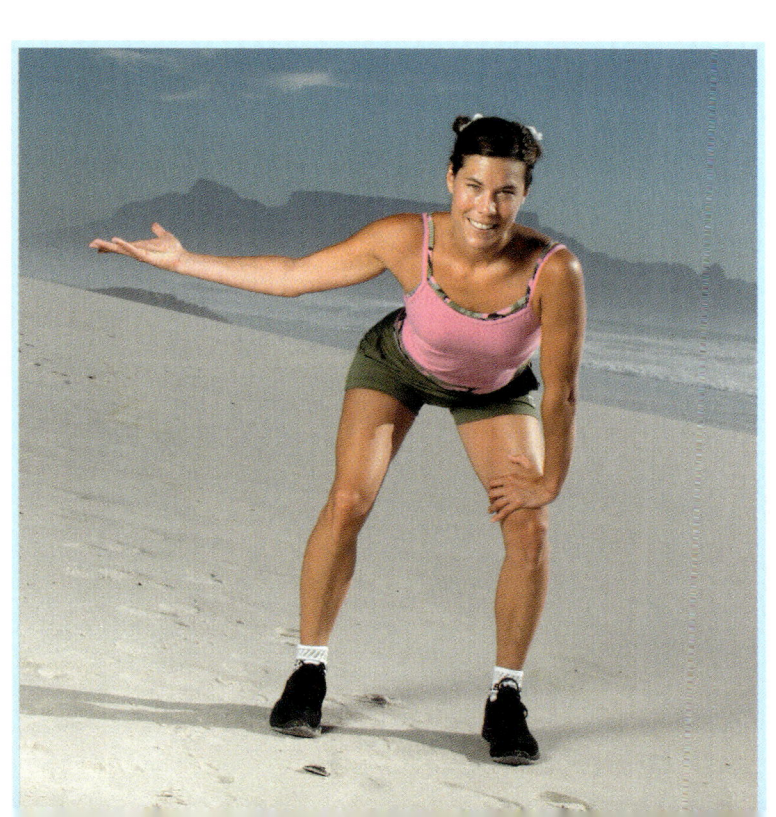

Bizeps: Armbeugen

Ausgangsstellung
- Stand, Grundstellung
- Arme gestreckt neben dem Körper, Handinnenflächen zeigen zum Oberschenkel.

Durchführung
- Ellenbogen beugen, sodass die Handinnenflächen in der Endstellung zum Oberarm zeigen. Strecken Sie die Arme wieder.
- Machen Sie insgesamt zwei Sets à 25 Wiederholungen.
- Nutzen Sie ein leichtes Gegengewicht wie z. B. Flaschen oder Hanteln.

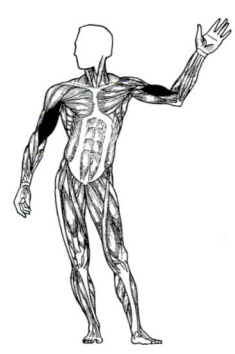

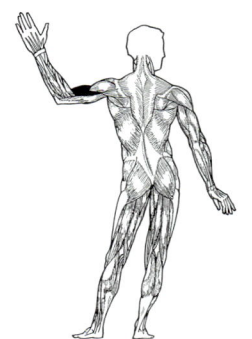

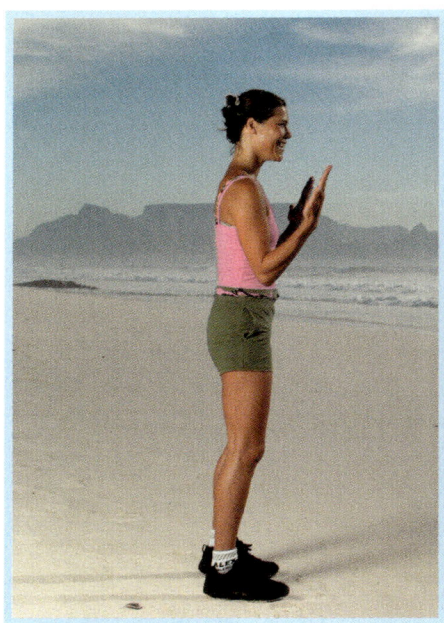
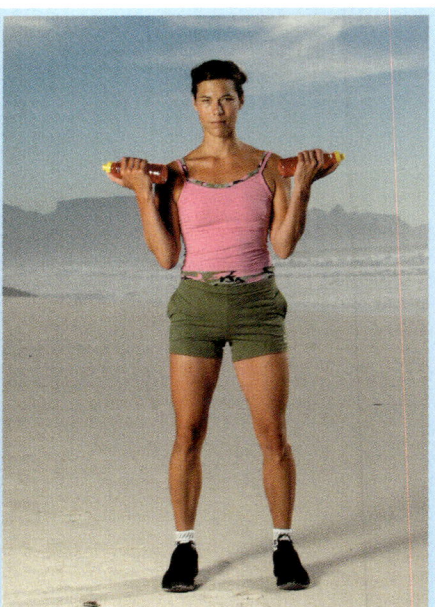

Trizeps: Armstrecken

Ausgangsstellung
- Schrittstellung, der Oberkörper bildet eine Linie mit dem Kopf.
- Fixieren Sie den linken Arm am Oberkörper. Der rechte Arm hängt nach unten.

Durchführung
- Der rechte Arm wird nach hinten gestreckt und auf dem gleichen Weg zurückgeführt. Konzentrieren Sie sich während der Übung auf die hintere Oberarmstreckmuskulatur.

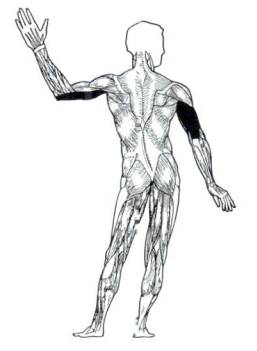

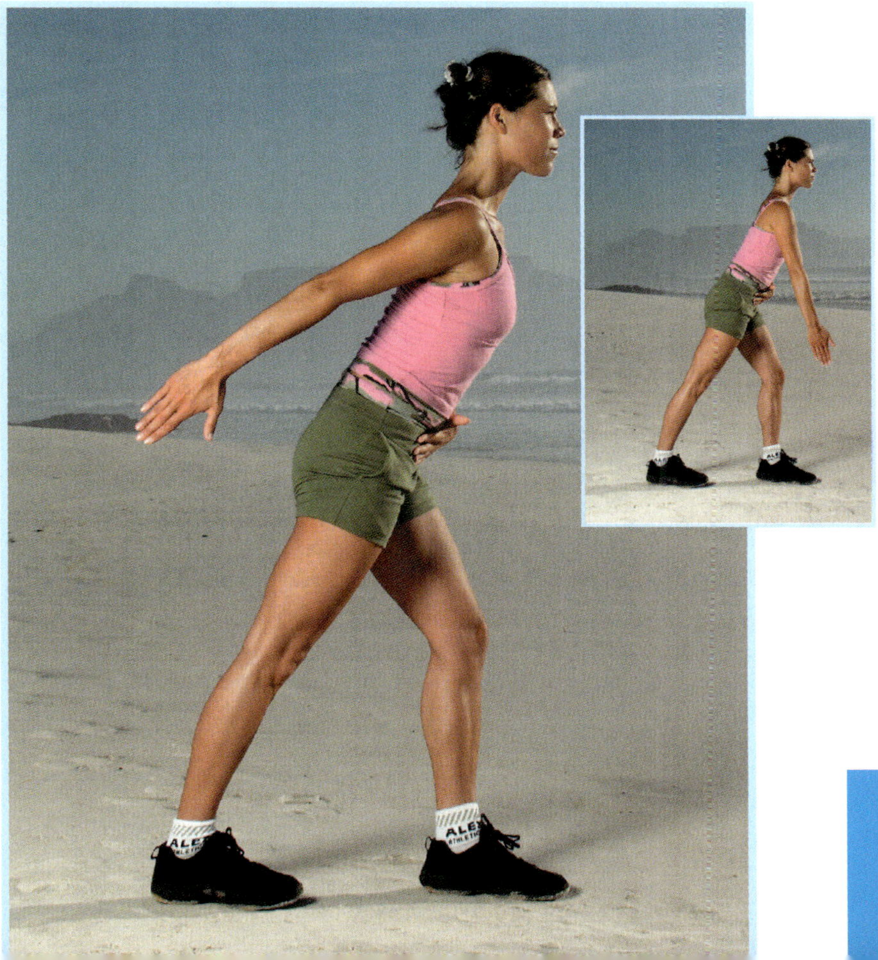

- Wiederholen Sie diese Übung 2-mal à 25 Durchführungen pro Seite evtl. mit einem leichten Gewicht (Flasche, Hantel).
- Sie können die Übung auch mit beiden Armen in der Grundstellung ausführen.

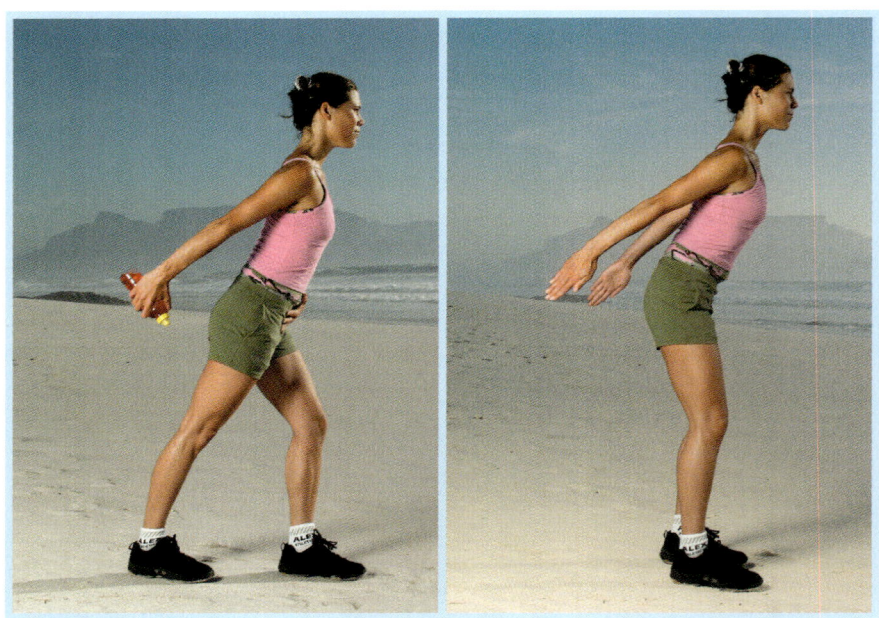

Obere Schultermuskulatur: Chickens

Ausgangsstellung
- Stand, Grundstellung
- Die Ellenbogen sind im 90-Grad-Winkel gebeugt, der Oberarm befindet sich am Oberkörper (Tablettstellung).

Durchführung
- Der Oberarm wird bis zur Schulterhöhe gehoben und wieder gesenkt. Der Winkel im Ellenbogen bleibt unverändert. Spannen Sie dabei die Schulter bewusst an.
- Wiederholen Sie diese Übung 2-mal à 15 Wiederholungen. Nutzen Sie Flaschen oder Hanteln als Gegengewicht.

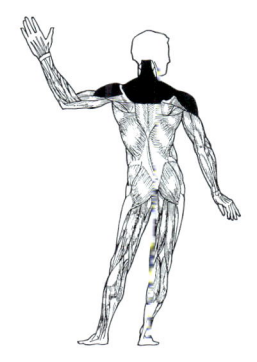

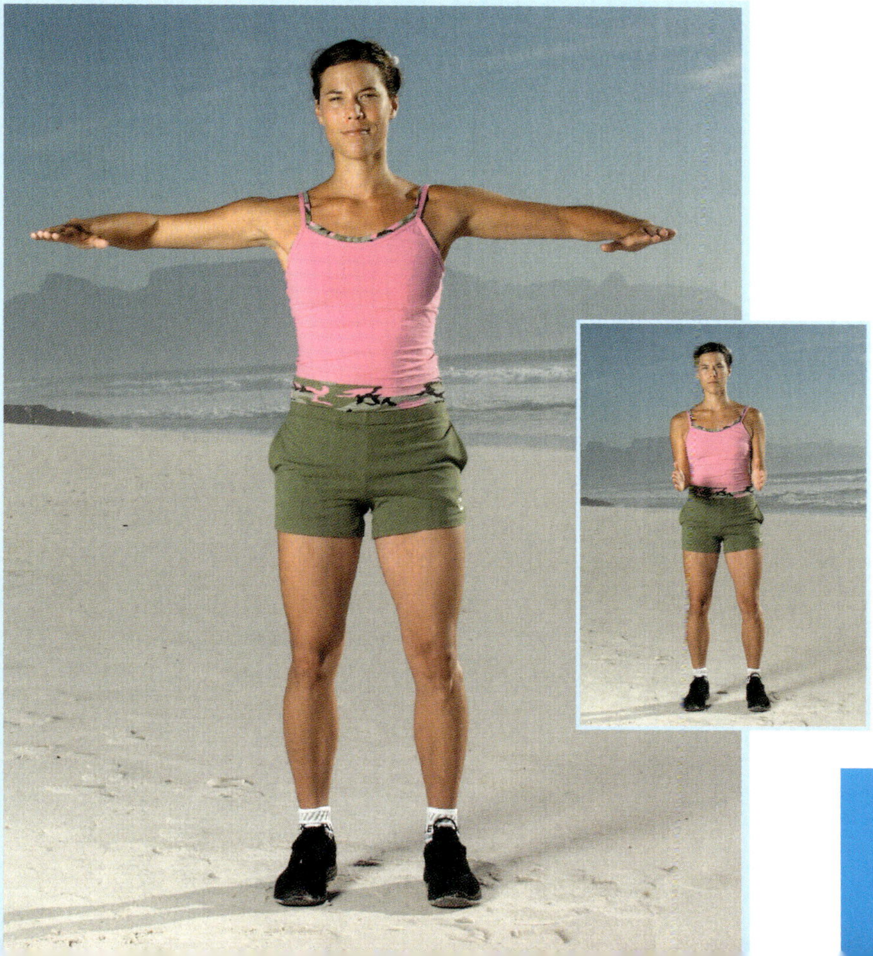

- Lockern Sie Ihre Muskulatur durch Schulterkreise.

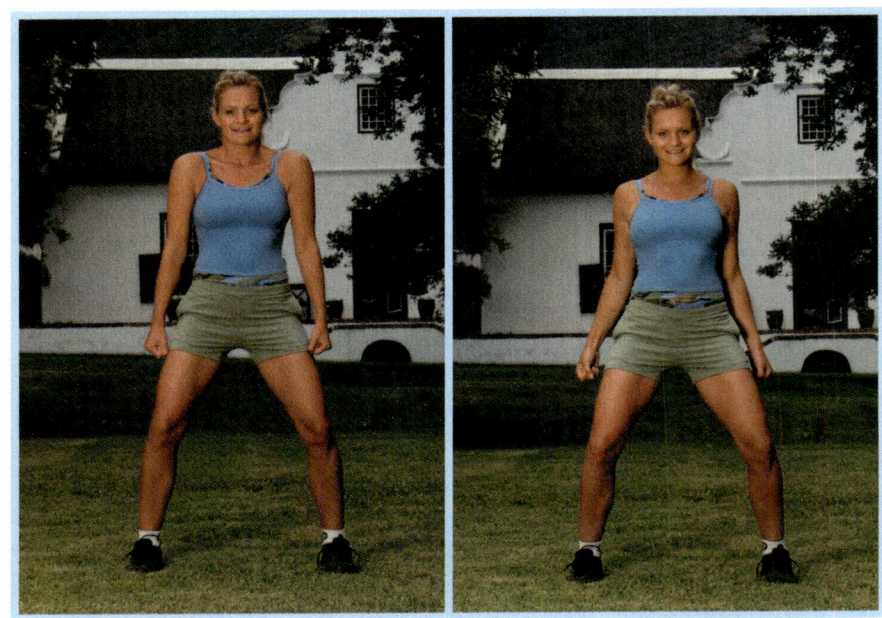

Brustmuskulatur, Schulter vorne, Trizeps: Flys

Tipp Um die Brustmuskulatur optimal zu trainieren, können Sie den Winkel zwischen Oberarm und Oberkörper in der nachfolgenden Übung variieren.

Ausgangsstellung
- Rückenlage, beide Füße aufstellen.
- Die gestreckten Arme bilden die Verlängerung der Schulterachse. Die Handinnenflächen sind nach oben gerichtet.

Durchführung
- Die Arme werden vor der Brust zusammengeführt. Die Handinnenflächen treffen sich.
- Führen Sie drei Sets à 15 Wiederholungen durch. Spannen Sie dabei die Brustmuskulatur fest an.
- Sie können mit und ohne Hanteln üben. Nach jedem Set legen Sie die Arme entspannt ca. 20 Sekunden ab.

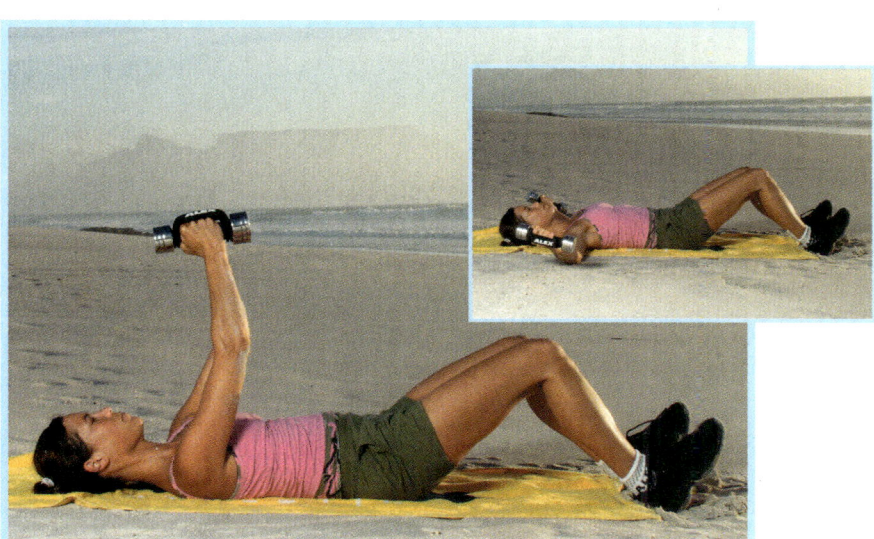

Pomuskulatur und Beinrückseite

Ausgangsstellung
- Bauchlage
- Die Arme liegen neben dem Körper, beide Füße sind auf die Zehenspitzen gestellt.

Durchführung
- Heben Sie ein gestrecktes Bein vom Boden ab und senken Sie es wieder. Spannen Sie dabei beide Pohälften fest an.
- Wiederholen Sie diese Übung 2-mal à 20 Wiederholungen pro Seite.
- Lockern Sie nach jeder Serie die Muskulatur, indem Sie den Po Richtung Ferse absenken.

Tipp Zur Entlastung des unteren Rückens, können Sie sich ein flaches Kissen unter den Bauch legen oder wahlweise einen Stuhl nutzen.

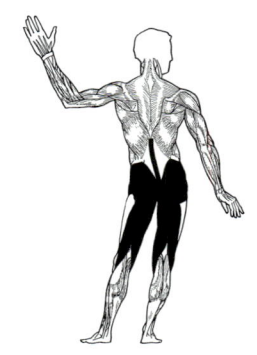

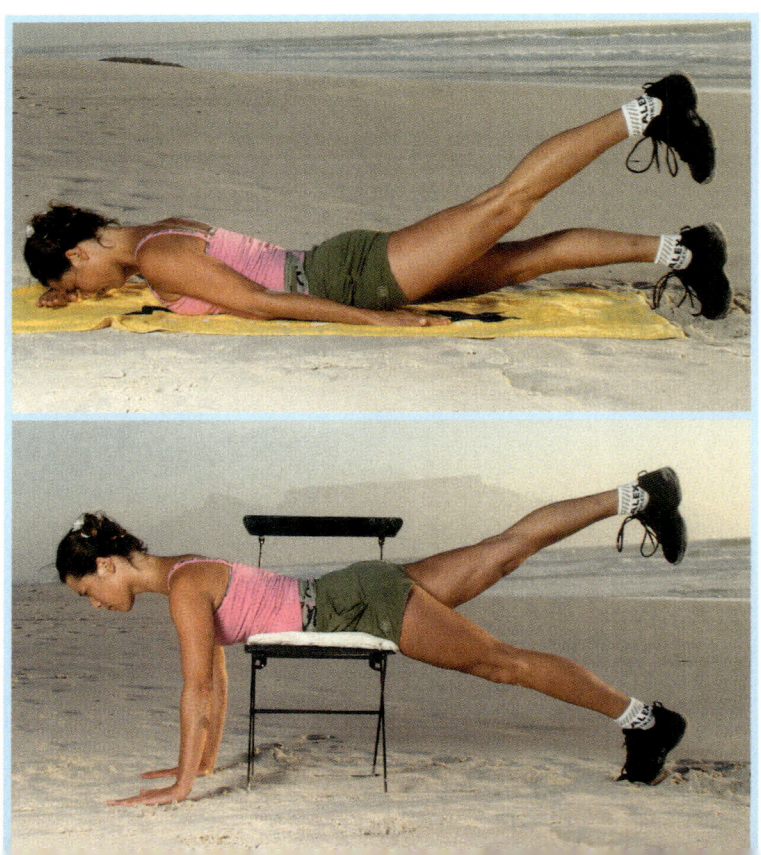

Das gelbe Training

Gratulation! Ihre vortrefflichen Fitnessvoraussetzungen sind schon ein großes Lob wert. Durch dieses Niveau setzen Sie 3- bis 4-mal pro Woche weitere Akzente. Ihre Disziplin wird sich nach ca. zwei Monaten auszahlen. Dann begrüßt Sie die neue Herausforderung des roten Effective Krafttrainings.

Gerade Bauchmuskulatur: Crunches

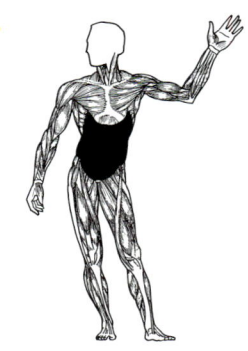

Ausgangsposition
- Rückenlage, beide Fersen aufstellen.
- Bauchnabel nach innen ziehen, Po anspannen, Hände gestreckt neben dem Körper halten.

Durchführung
- Langsam mit angespanntem Po Wirbel für Wirbel möglichst gebeugt aufrollen bis zum Sitz und langsam wieder ablegen.
- Ein Set besteht aus 12 – 15 Wiederholungen der Bewegung. Führen Sie drei Sets durch.
- Strecken Sie in den zwei Pausen alle viere von sich und atmen Sie tief durch. Das haben Sie sich verdient.

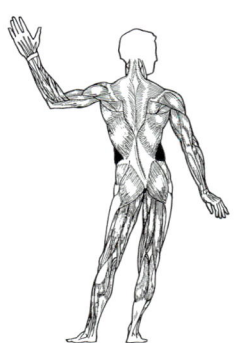

Tipp Wenn Sie Schmerzen im unteren Rückenbereich verspüren, rollen Sie den Brustkorb nur so weit auf, bis die Schulterblätter den Boden verlassen haben. Konzentrieren Sie sich auf Ihre fest angespannte Pomuskulatur. Nutzen Sie die Übungsbeschreibungen von der grünen und blauen Farbkategorie.
Vermeiden Sie, dass die Füße abheben. Wenn Sie kein Soft-Weight zur Verfügung haben, können Sie Ihre Füße unter einen Heizkörper oder die Bettkante klemmen.

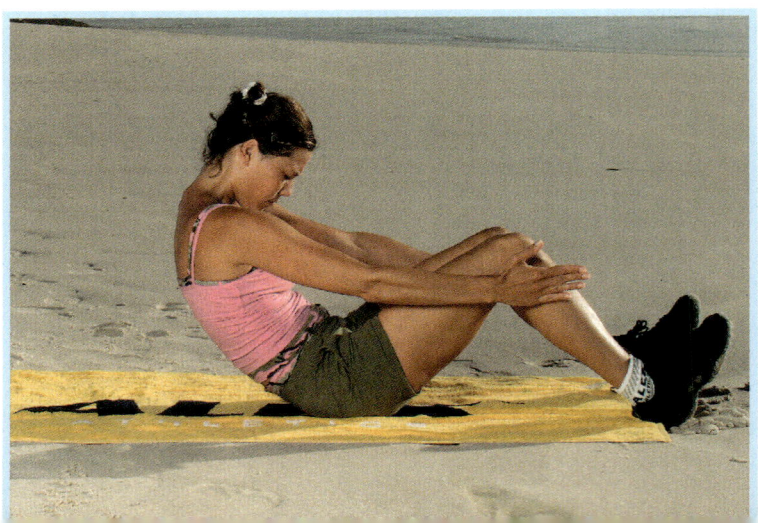

Untere Bauchmuskulatur: Abdomencurl

Ausgangsposition
- Rückenlage, beide Knie um 90 Grad anwinkeln, die Schienbeine sind nach oben gerichtet.
- Bauchnabel nach innen ziehen, den unteren Rückenbereich an den Boden pressen, Hände hinter den Kopf legen.

Durchführung
- Heben Sie den angespannten Po durch die Kontraktion der unteren Bauchmuskulatur vom Boden ab.
- Lösen Sie die Übung langsam auf. Stellen Sie die Fersen ab und achten Sie darauf, dass der untere Rücken am Boden bleibt.
- Machen Sie 3 Sets à 10 Wiederholungen. In der Pause atmen Sie tief in den unteren Bauchbereich ein und aus.

Tipp Zur Verstärkung der Übung können Sie das Soft-Weight unterhalb der Kniescheibe auf die Schienbeine legen. Bei eventuell auftretenden Knieschmerzen lassen Sie das Soft-Weight weg.

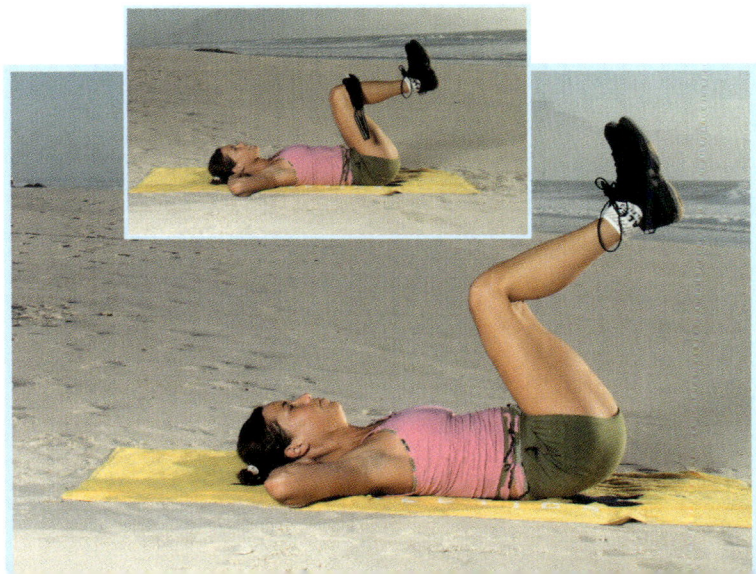

Schräge Bauchmuskulatur: Hüftcrunch

Ausgangsstellung
- Rückenlage, beide Fersen aufstellen, Bauchnabel nach innen ziehen.
- Die Füße können fixiert werden (z. B. unter eine Heizung klemmen oder Soft-Weight auf die Schuhe legen), beide Hände sind auf der Brust überkreuzt.

Durchführung
- Durch die Anspannung der schrägen Bauchmuskulatur hebt sich der Rücken Wirbel für Wirbel vom Boden ab. Die linke Schulter nähert sich dabei dem rechten Knie. Das Becken wird fixiert.
- Führe Sie zwei Sets à 15 Wiederholungen zu jeder Seite durch. Machen Sie vor dem Wechsel eine Pause und atmen Sie tief in den Bauch ein und aus.

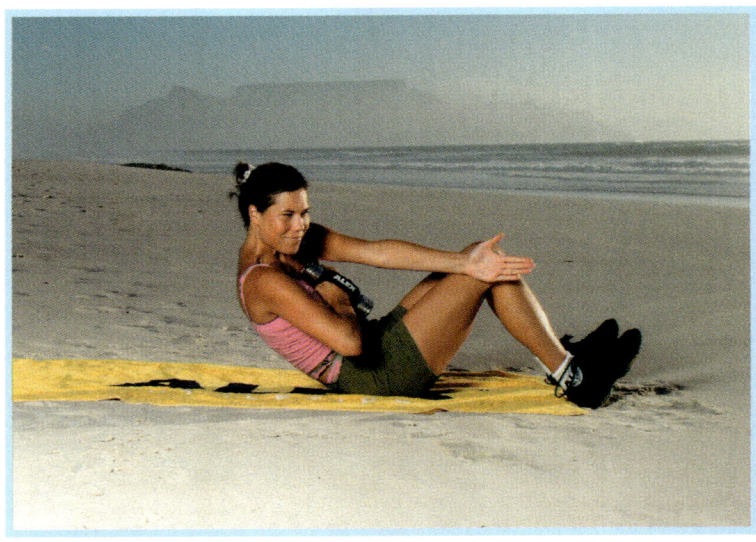

Rückenstrecker: Backextension

Ausgangsstellung
- Bauchlage
- Die Arme in U-Form seitlich neben den Kopf legen, die Stirn berührt den Boden.

Durchführung
- Po anspannen, Schultern anheben, Schulterblätter zusammenziehen, Oberkörper anheben und wieder senken.
- Machen Sie drei Sets à 10 Wiederholungen. Nach Beendigung der Übung entspannen Sie sich im Fersensitz und legen Ihren Oberkörper auf den Oberschenkeln locker ab.

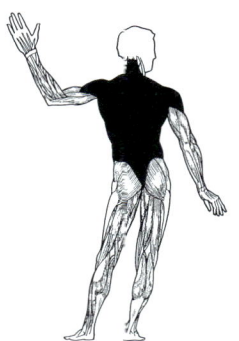

Tipp Wenn Schmerzen im unteren Rückenbereich auftreten, ziehen Sie die Schulterblätter zusammen und heben die Ellbogen ab, ohne den Oberkörper vom Boden zu entfernen.

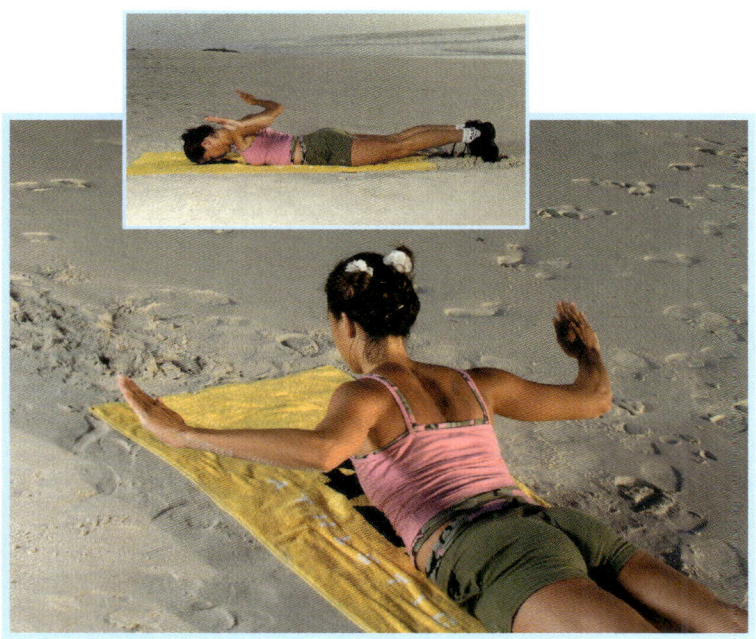

Aussenrotatoren: Schulterstabilisation

Ausgangsstellung
- Kniebeuge, dabei wird der Po nach hinten unten abgesenkt, der Oberkörper ist leicht nach vorne gebeugt.
- Die Knie bilden eine Linie mit den Fußknöcheln und schauen direkt über die nach vorne gerichteten Fußspitzen.
- Der Kopf ist die Verlängerung der Wirbelsäule. Beide Hände ruhen auf den Oberschenkeln.

Durchführung
- Beide Arme rotieren mit gebeugten Ellenbogen nach außen und wieder zurück in die Ausgangsstellung. Lockern Sie Ihre Armmuskulatur und wechseln Sie die Seite.
- Machen Sie diese Übung 2-mal mit je 30 Wiederholungen.

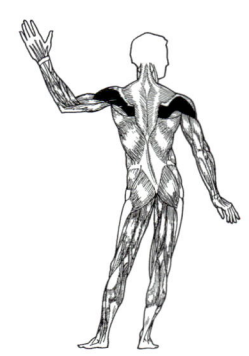

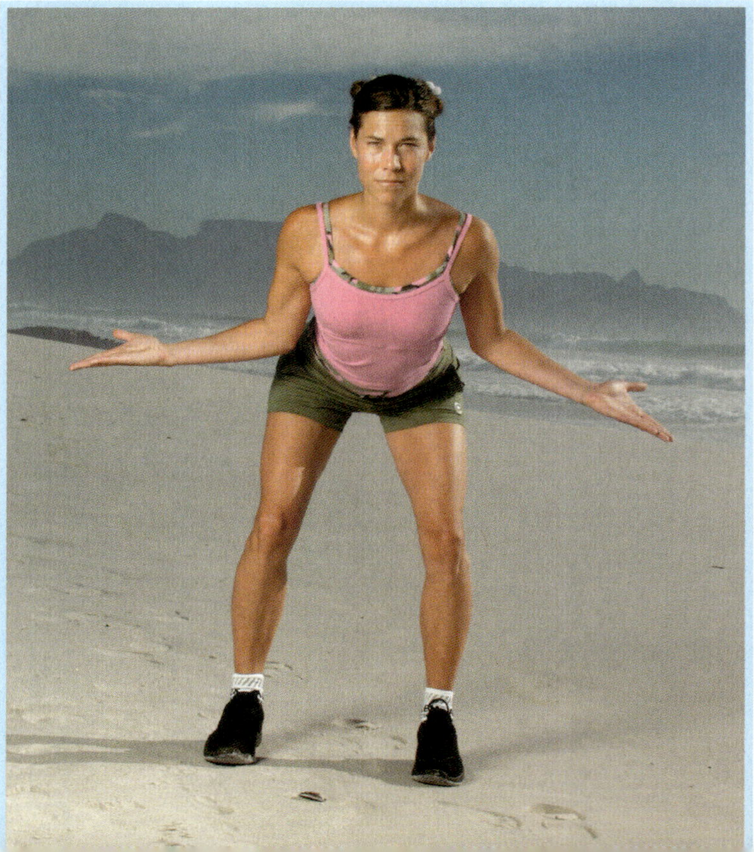

Bizeps: Armbeugen

Ausgangsstellung
- Stand, Grundstellung.
- Arme in Tablettstellung: Ellenbogen sind im 90 Grad Winkel gebeugt, die Hand- und Unterarmflächen zeigen nach oben.

Durchführung
- Die Beugung der Arme bleibt unverändert. Heben Sie die Oberarme hoch und stoppen Sie die Bewegung, bevor die Ellenbogen die Schulterhöhe erreichen.
- Machen Sie zwei Sets à 20 Wiederholungen und nutzen Sie ein leichtes Gegengewicht wie z. B. Flaschen oder Hanteln.
- Lockern Sie Ihre Muskulatur zwischen den Sets aus.

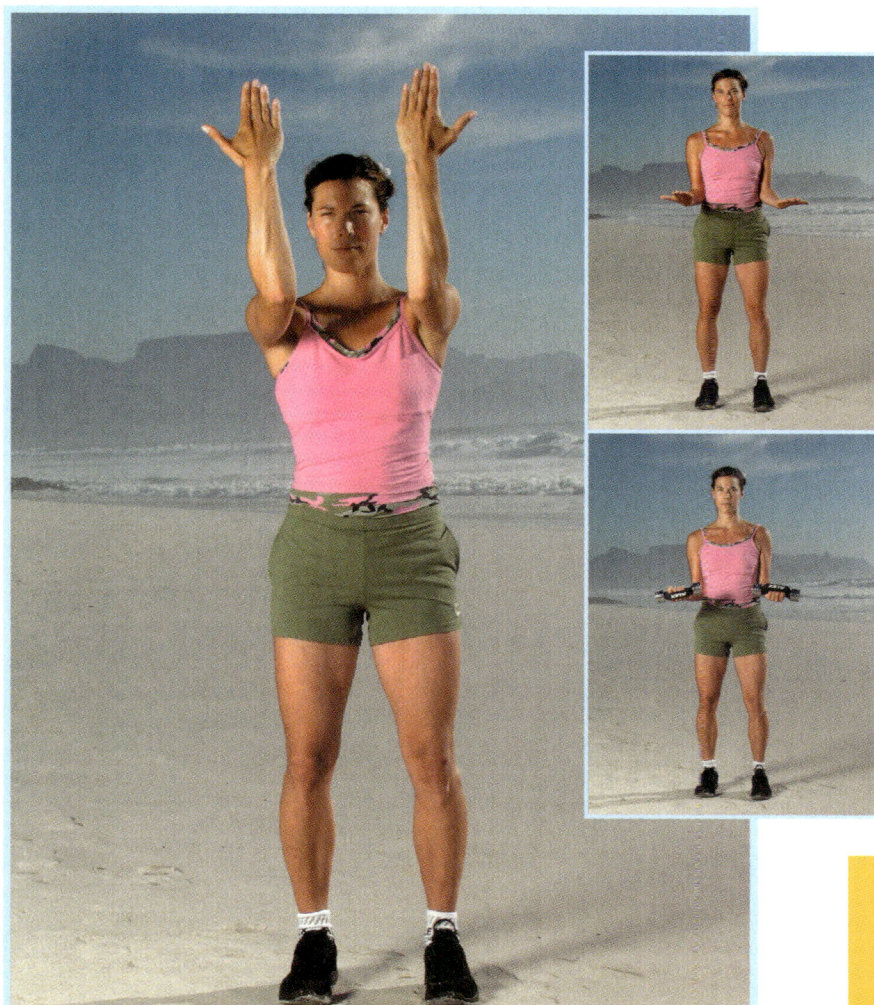

Trizeps: Armstrecken

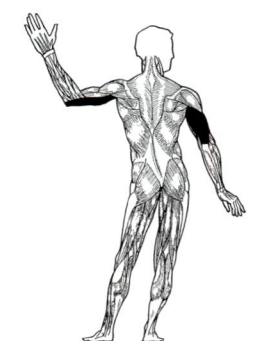

Ausgangsstellung
- Stand, Grundstellung.
- Die Knie sind leicht gebeugt, die Füße stehen hüftbreit auseinander.
- Po anspannen, Bauchnabel nach innen ziehen. Der gebeugte rechte Ellenbogen befindet sich oberhalb des Kopfes, die rechte Hand berührt den Nacken. Dabei stützt die linke Hand den rechten Oberarm in seiner Position.

Durchführung
- Der rechte Arm wird gestreckt und gebeugt.
- Wiederholen Sie diese Übung 15-mal pro Seite mit einem leichten Gewicht (Flasche, Hantel).
- Nach dem Entspannen der Muskulatur wechseln Sie die Seite. Sie können die Übung auch ohne Gewichte ausführen.

Tipp Bei Schmerzen im Bereich der Schultern nutzen Sie mindestens sechs Wochen das grüne Farbniveau der Außenrotatoren-Übungen (siehe Seite 47).

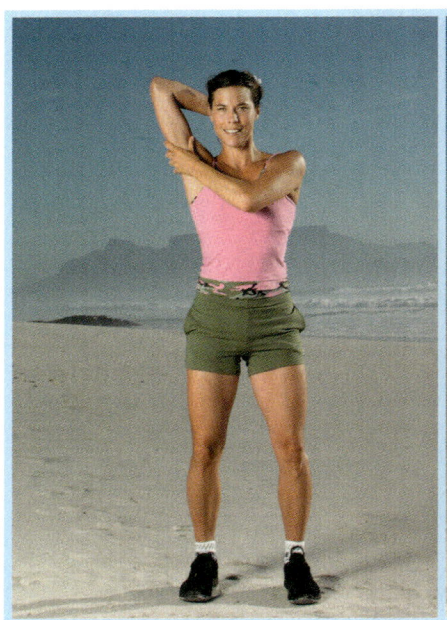
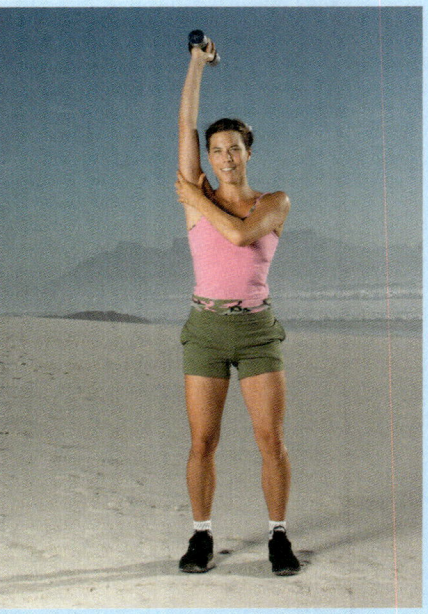

OBERE SCHULTERMUSKULATUR: CHICKENS

Ausgangsstellung
- Stand, Grundstellung.
- Die Arme befinden sich gestreckt neben dem Oberkörper.

Durchführung
- Der Arm wird im Schultergelenk bis zur Schulterhöhe und zurück bewegt. Spannen Sie dabei die Schulter bewusst an.
- Machen Sie zwei Sets à 20 Wiederholungen mit oder ohne leichte Gewichte (Flaschen, Hanteln).
- Zwischen den Sets drücken Sie beide Schultern nach unten, als hätten Sie zwei Eimer in der Hand, die der Schwerkraft folgen.

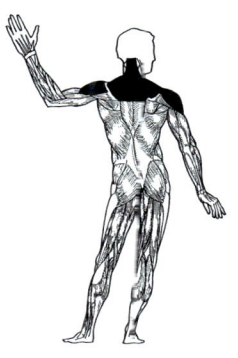

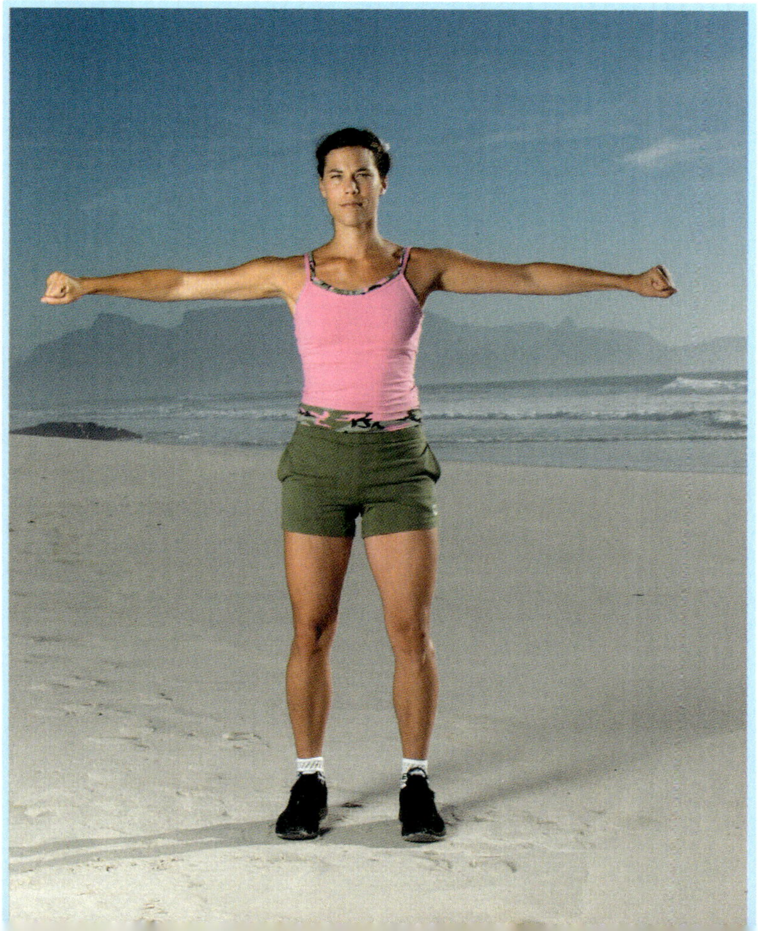

Brustmuskulatur, Schulter vorne, Trizeps: Frauenliegestütz

Tipp Um die Brustmuskulatur optimal zu trainieren, können Sie den Winkel zwischen Oberarm und Oberkörper in der nachfolgenden Übung variieren.

Ausgangsstellung

- Vierfüßlerstand: Begeben Sie sich in die Ausgangsstellung, als wollten Sie krabbeln, ziehen Sie die Unterschenkel an und überkreuzen Sie die Füße.
- Gehen Sie mit den Händen nach vorne, sodass die Oberschenkel, das angespannte Gesäß und die Wirbelsäule eine Gerade ergeben.

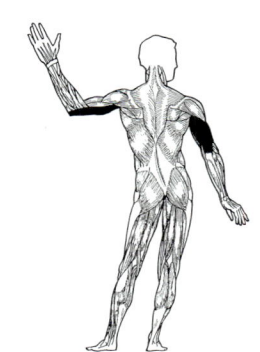

Durchführung

- Frauenliegestütz. Beugen und strecken Sie Ihre Ellenbogen, während Sie die Spannung im ganzen Körper halten.
- Wiederholen Sie die Übung 10-mal, lockern Sie Ihre Arme und führen Sie sie dann nochmal durch.

Tipp Zur Intensivierung der Übung können Sie das Soft-Weight auf der Schulterpartie ablegen.

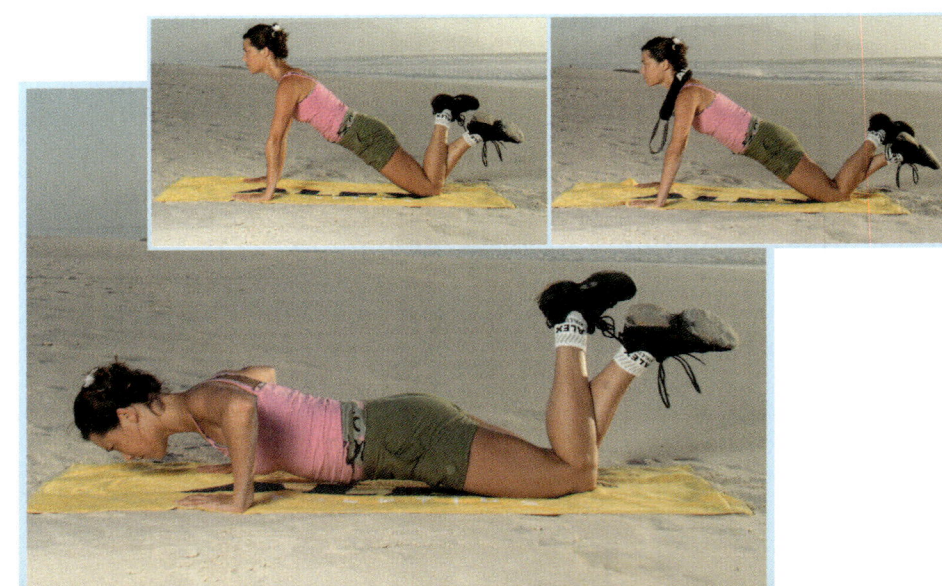

Pomuskulatur und Beinrückseite

Ausgangsstellung
- Bankstellung: Stützen Sie sich auf den Ellenbogen und Knien ab.

Durchführung
- Heben Sie ein gebeugtes Bein vom Boden ab und bringen Sie es wieder in die Ausgangsstellung. Achten Sie darauf, die Bewegung auf Pohöhe zu beenden und den unteren Rückenbereich zu fixieren. Spannen Sie dabei beide Pohälften fest an.
- Machen Sie drei Sets à 15 Wiederholungen pro Seite.
- Trainieren Sie, nachdem Sie sich kurz auf die Fersen abgesetzt haben, die andere Seite.

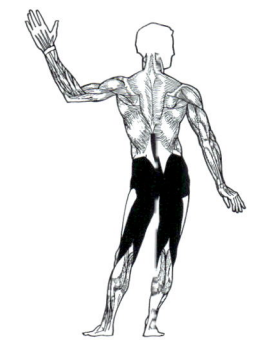

Tipp Wenn Schmerzen im unteren Rückenbereich auftreten, können Sie den Oberkörper auf einem Stuhl ablegen.

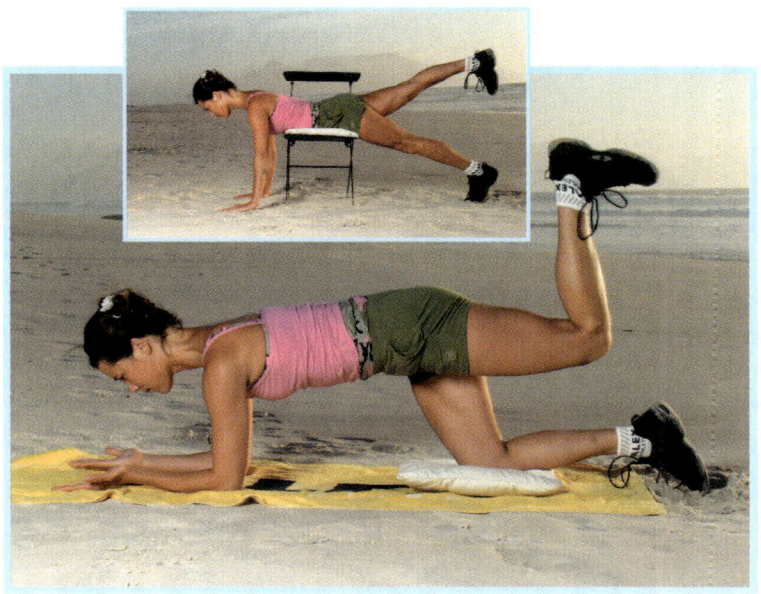

Das rote Training

Vergeuden Sie keine Zeit! Sie besitzen bereits ein extrem hohes Fitnessniveau. Optimieren und steigern Sie Ihre Leistung durch den roten Effective Kraftkatalog.

Neben der Verbesserung Ihrer Kraftleistung werden Sie Ihre Koordination schulen und können so Ihr volles Leistungspotenzial entfalten. Auch hier zahlt sich Regelmäßigkeit aus. Ihr Körperideal wird durch intensive Konzentration auf die zu trainierende Muskulatur schneller erreicht.

Gerade Bauchmuskulatur: Crunches

Ausgangsposition
- Rückenlage, beide Fersen aufstellen.
- Bauchnabel nach innen ziehen, Po anspannen, Mittel- und Zeigefinger berühren leicht die Schläfe.

Durchführung
- Langsam mit angespanntem Po Wirbel für Wirbel möglichst gebeugt bis zum Sitz aufrollen und langsam wieder ablegen.
- Ein Set besteht aus 10 Wiederholungen der Bewegung. Führen Sie vier Sets durch.
- Strecken Sie in den zwei Pausen alle viere von sich und atmen Sie tief durch. Das entspannt!

Tipp Lenken Sie Ihre volle Aufmerksamkeit auf die Bauchmuskulatur. Das intensiviert die Übung. Alternativ können Sie sich das Soft-Weight auf die Brust legen, wobei der untere Rücken am Boden bleiben sollte.

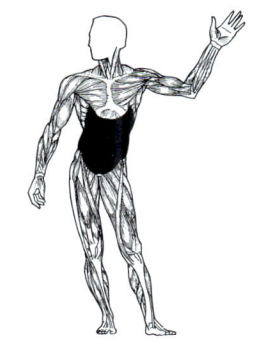
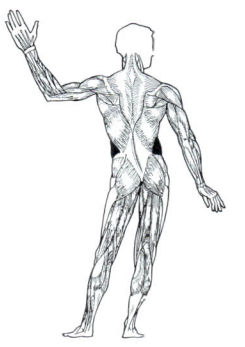
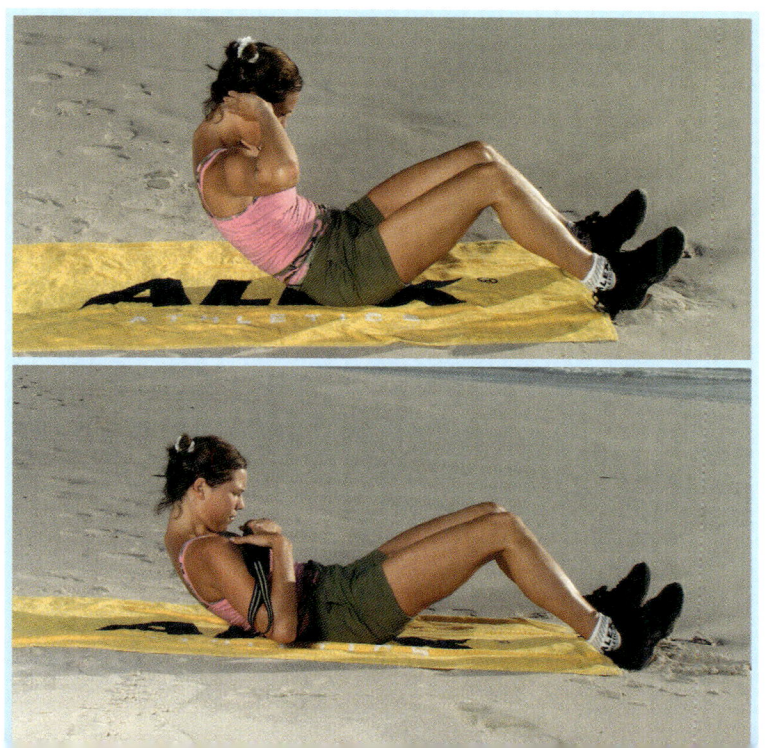

UNTERE BAUCHMUSKULATUR: ABDOMENCURL

Ausgangsposition
- Rückenlage
- Beide Beine Richtung Himmel strecken. Knie sind leicht gebeugt, die Füße können zur Stabilisation gekreuzt werden.
- Bauchnabel nach innen ziehen, den unteren Rückenbereich an den Boden pressen, die Hände an den Hinterkopf legen.

Durchführung
- Heben Sie den angespannten Po durch die Kontraktion der unteren Bauchmuskulatur vom Boden langsam ab. Dabei wird die rechte Seite des Beckens Richtung rechter Rippenbogen gebracht.
- Wiederholen Sie diese Bewegung nach links. Lösen Sie die Übung langsam auf. Stellen Sie die Fersen ab, und achten Sie darauf, dass der untere Rücken am Boden bleibt.
- Führen Sie vier Sets à 10 Wiederholungen durch. In der Pause atmen Sie tief in den unteren Bauchbereich ein und wieder aus.

Tipp Konzentrieren Sie sich auf die Anspannung des unteren Bauchbereiches und der Hüften.

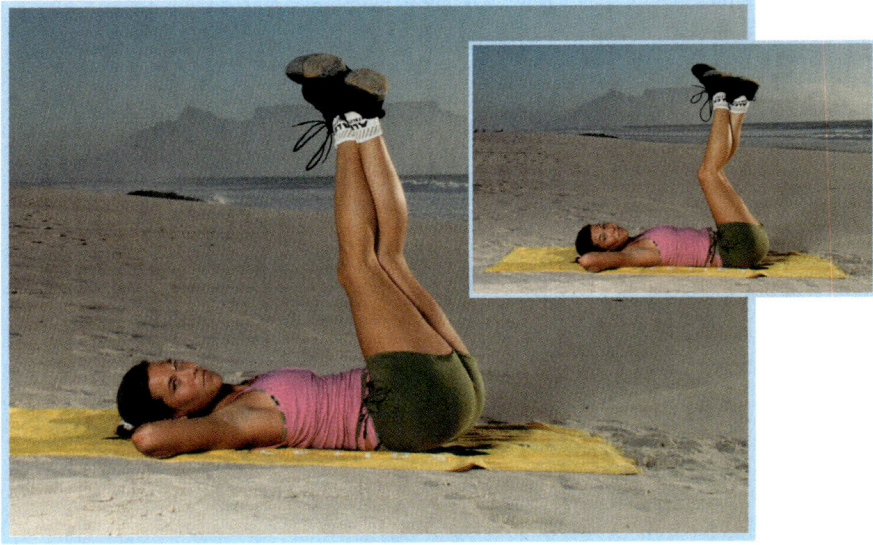

Schräge Bauchmuskulatur: Hüftcrunch

Ausgangsstellung
- Rückenlage
- Beide Beine aufstellen, Bauchnabel nach innen, Füße können fixiert werden (z. B. unter eine Heizung klemmen oder ein Soft-Weight auf die Schuhe legen).
- Rechte Hand an die rechte Schläfe legen, linke Hand neben dem Körper Richtung Hosentasche strecken.

Durchführung
- Durch die Anspannung der schrägen Bauchmuskulatur hebt sich der Rücken Wirbel für Wirbel vom Boden ab. Bringen Sie die rechte Schläfe Richtung linkes Knie. Dabei ist das Becken fixiert.
- Führen Sie vier Sets à 10 Wiederholungen zu jeder Seite durch. Machen Sie beim Wechsel eine Pause.
- Wenn es für Sie angenehm ist, können Sie die gebeugten Beine zu einer Seite ablegen und einen Moment in dieser Position verweilen.

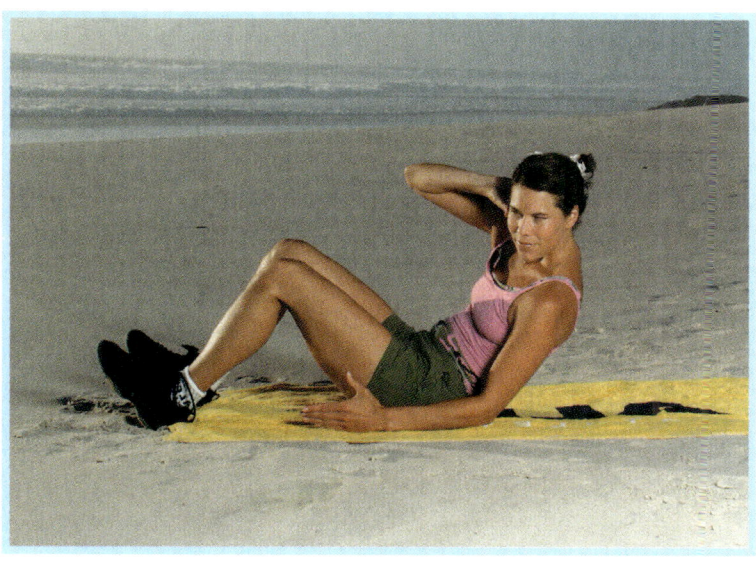

Rückenstrecker: Backextension

Ausgangsstellung
- Bauchlage
- Die Arme liegen in Schulterhöhe gestreckt auf dem Boden («Flieger»), die Stirn berührt den Boden.

Durchführung
- Po anspannen, Arme anheben, Schulterblätter zusammenziehen, Oberkörper gerade anheben.
- Machen Sie vier Sets à 10 Übungen.
- Nach Beendigung der Übung entspannen Sie sich im Fersensitz und legen Ihren Oberkörper auf den Oberschenkeln locker ab.

Tipp Falls Schmerzen im unteren Rückenbereich auftreten, ziehen Sie die Schulterblätter zusammen, heben die Arme wie ein Flugzeug und lassen den Oberkörper am Boden liegen. Das mildert die Belastung.

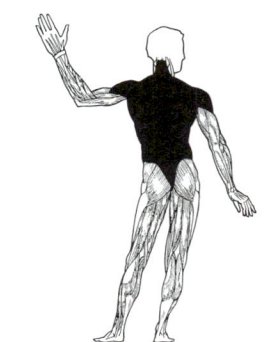

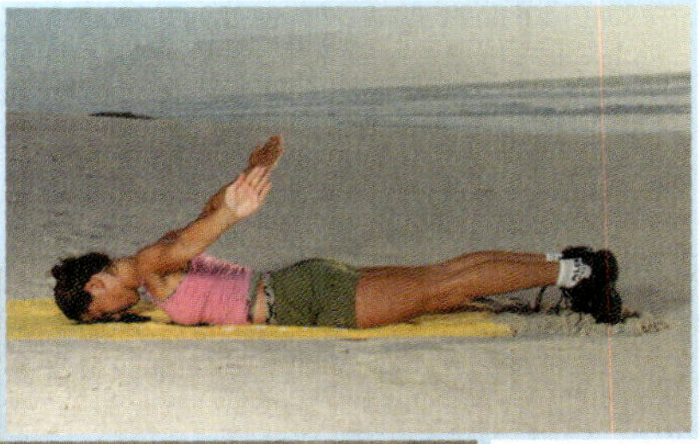

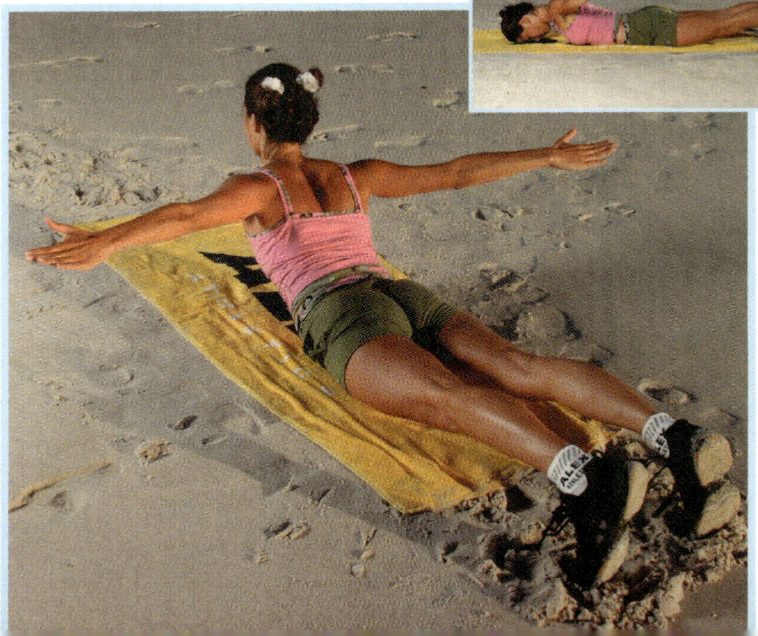

Aussenrotatoren: Schulterstabilisation

Ausgangsstellung
- Kniebeuge, dabei wird der Po nach hinten unten abgesenkt, der Oberkörper wird im 45 Grad Winkel nach vorne gebeugt.
- Die Knie bilden eine Linie mit den Fußknöcheln und schauen direkt über die nach vorne gerichteten Fußspitzen.
- Der Kopf ist die Verlängerung der Wirbelsäule. Schauen Sie zu Boden. Beide Hände ruhen auf den Oberschenkeln.

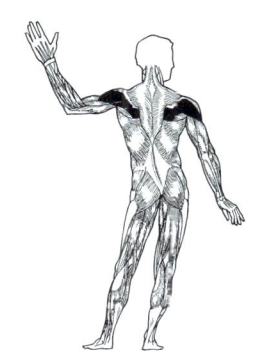

Durchführung
- Beide Arme rotieren mit fast gestreckten Ellenbogen nach außen und wieder zurück in die Ausgangsstellung.
- Lockern Sie die beanspruchte Muskulatur. Machen Sie zwei Sets à 40 Wiederholungen.

Tipp Konzentrieren Sie sich auf eine langsame Bewegungsausführung und spannen Sie die hintere Schulterpartie bewusst an. Wenn Ihr unterer Rückenbereich bei der Haltearbeit schmerzen sollte, können Sie den Oberkörper auf einem Stuhl ablegen.

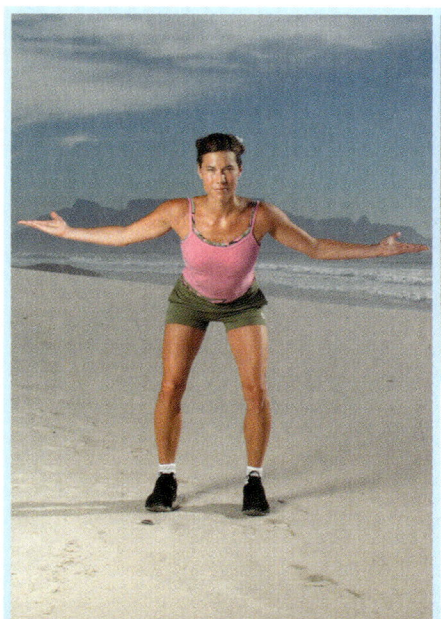
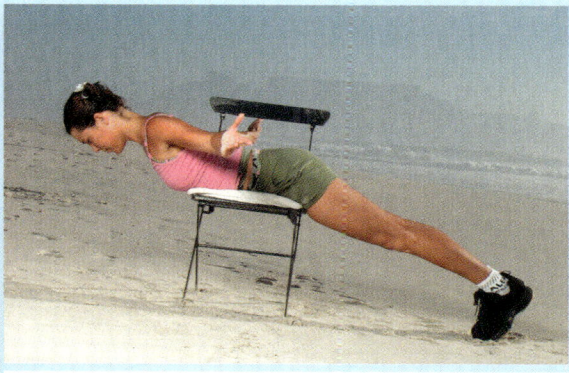

Bizeps: Armbeugen

Ausgangsstellung
- Stand, Grundstellung.
- Die Arme sind neben dem Körper gestreckt.

Durchführung
- Beugen Sie die Arme bis in die Tablettstellung. Ihre Armstellung bleibt unverändert, während Sie die Oberarme hochführen. Stoppen Sie die Bewegung, bevor die Ellenbogen die Schulterhöhe erreichen.
- Machen Sie vier Sets à 10 Wiederholungen und nutzen Sie ein leichtes Gegengewicht wie z. B. Flaschen oder Hanteln.
- Zur wohlverdienten Entspannung zwischen den Sets können Sie den Kopf sanft zur Seite legen.

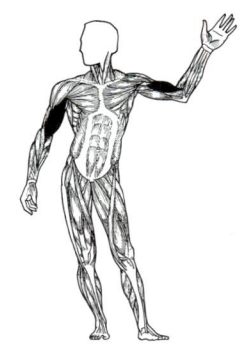
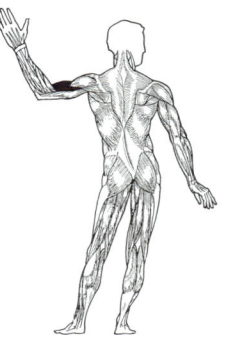
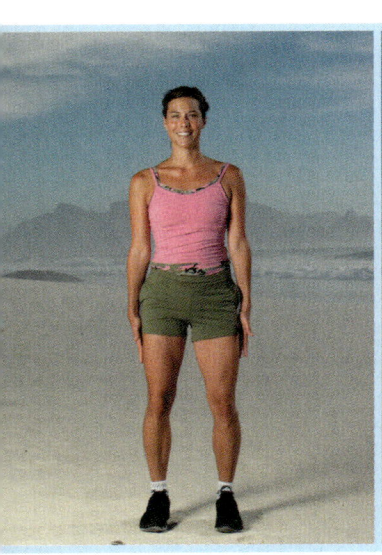
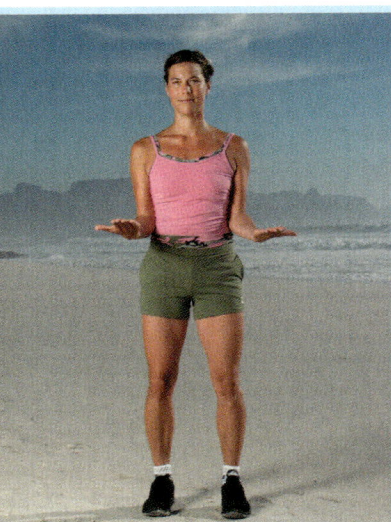
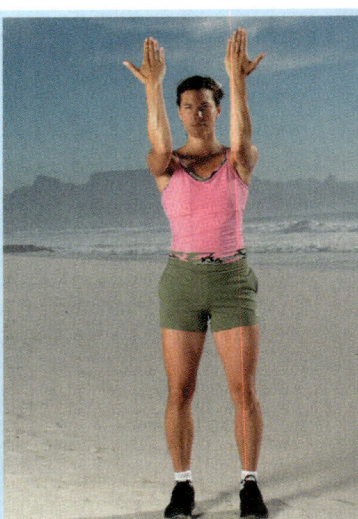

Trizeps: Armstrecken

Ausgangsstellung
- Setzen Sie sich auf einen Stuhl und halten Sie sich mit beiden Händen an der Stuhlkante fest.
- Ziehen Sie den Bauchnabel ein und richten Sie den Oberkörper auf.
- Wandern Sie mit Ihren Füßen ca. einen Meter nach vorne, sodass sich Ihr Gesäß vom Sitz entfernt.
- Stützen Sie sich mit den gestreckten Armen an der Stuhlkante ab. Spannen Sie Ihren Po an und richten Sie Ihr Brustbein zur Sonne.

Durchführung
- Beugen und strecken Sie den Ellenbogen. Spannen Sie die gesamte Körpermuskulatur an.
- Wiederholen Sie diese Übung 10-mal und machen Sie vier Sets.
- Pausieren Sie durch lockeres Rückkreisen der Schultern.

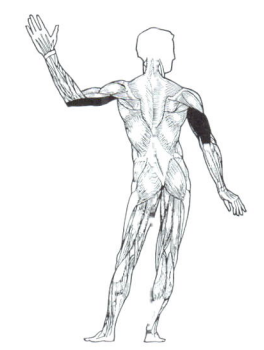

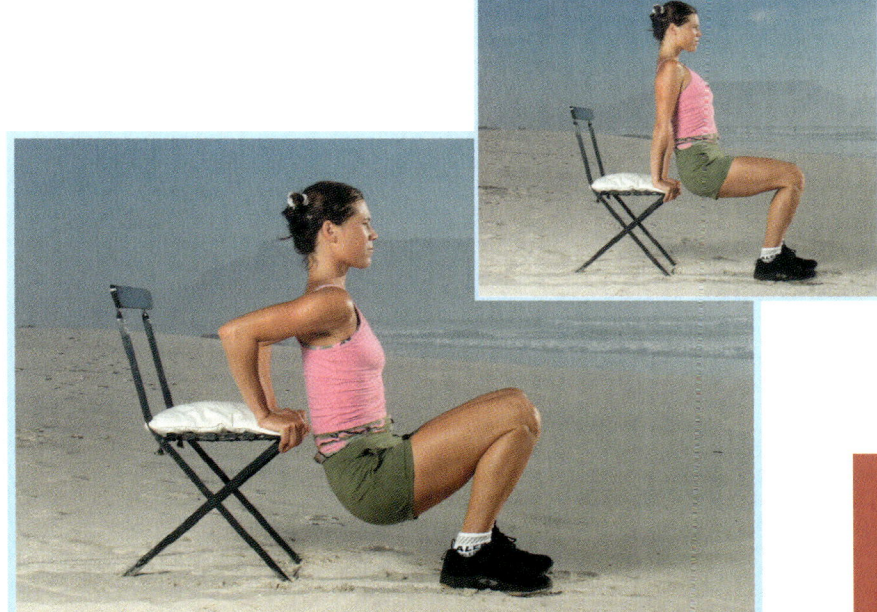

Obere Schultermuskulatur: Knieliegestütz

Ausgangsstellung

- Vierfüßlerstand: Begeben Sie sich in die Ausgangsstellung, als wollten Sie krabbeln.
- Ziehen Sie die Unterschenkel an und überkreuzen Sie die Füße.
- Gehen Sie mit den Händen nach vorne, sodass die Oberschenkel, das angespannte Gesäß und die Wirbelsäule eine Gerade ergeben.

Durchführung

- Liegestütz: Beugen und strecken Sie Ihre Ellenbogen, während Sie die Gesamtkörperspannung halten.
- Wiederholen Sie diese Übung 10-mal. Lockern Sie Ihre Arme. Führen Sie die Sequenz noch einmal durch.

Tipp Wenn Sie diese Übung erschweren wollen, legen Sie das Soft-Weight auf die Schultern.

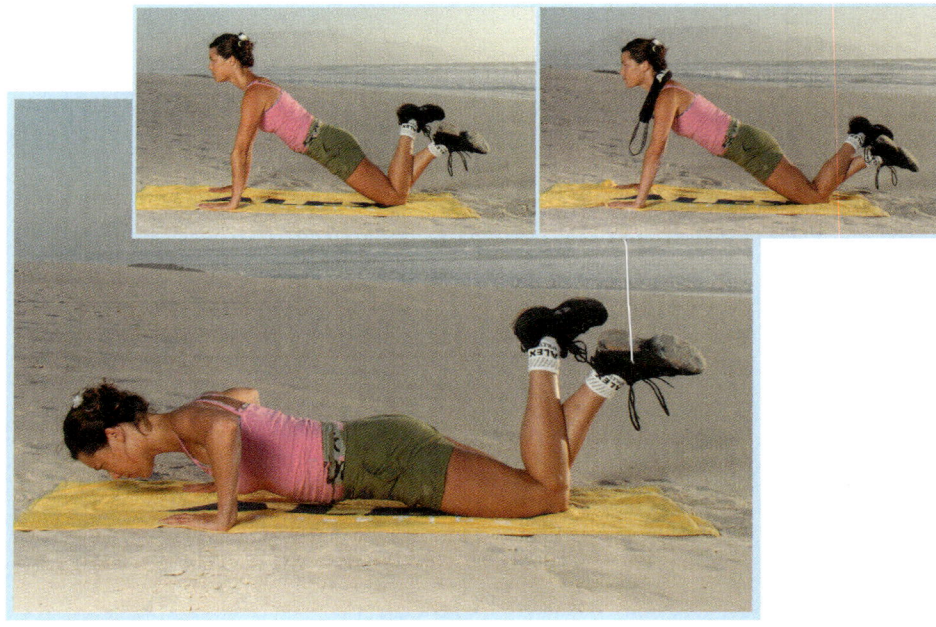

Brustmuskulatur, Schulter vorne, Trizeps: Liegestütz

Um die verschiedenen Anteile Ihrer Brustmuskulatur optimal zu trainieren, variieren Sie den Winkel zwischen Oberarm und Oberkörper in der nachfolgenden Übung.

Ausgangsstellung
- Liegestützposition
- Die Hände sind schulterbreit voneinander entfernt. Achten Sie auf eine gute Ganzkörperspannung.

Durchführung
- Beugen und strecken Sie Ihre Ellenbogen, während Sie die Ganzkörperspannung halten.
- Wiederholen Sie diese Übung 10-mal, lockern Sie Ihre Arme und führen Sie nochmal zwei Sets durch.

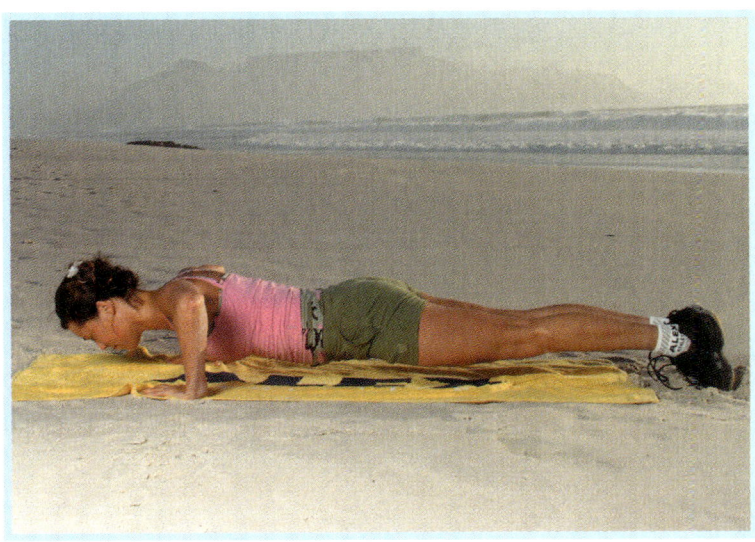

Tipp

- Wenn Sie diese Übung erschweren wollen, legen Sie das Soft-Weight auf die Schultern.
- Falls Sie Schmerzen im Handgelenk bekommen, stützen Sie sich auf den Fäusten auf.
- Wenn Sie eine Variationsmöglichkeit zum Liegestütz suchen, nutzen Sie das grüne und blaue Farbniveau.
- Machen Sie die Übung nur bei ausreichend gestärkter Nackenmuskulatur!

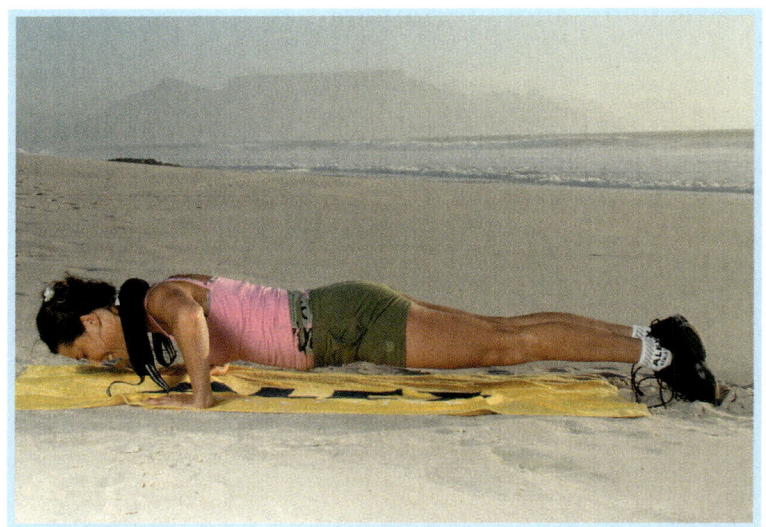

Pomuskulatur und Beinrückseite

Ausgangsstellung
- Bankstellung: Stützen Sie sich auf den Ellenbogen und Knien ab.

Durchführung
- Heben Sie das gestreckte Bein vom Boden ab und bringen Sie es wieder in die Ausgangsstellung.
- Achten Sie darauf, die Bewegung auf Pohöhe zu beenden und den unteren Rückenbereich zu fixieren. Spannen Sie dabei beide Pohälften fest an.
- Führen Sie vier Sets à 10 Wiederholungen pro Seite durch.
- Ruhen Sie sich vor dem Beinwechsel kurz im Fersensitz aus.

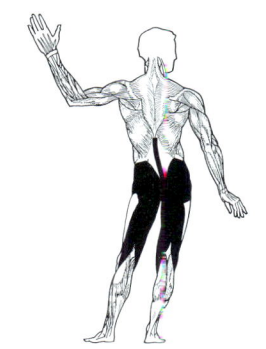

Tipp Bei Schmerzen im unteren Rückenbereich können Sie den Oberkörper auf einem Stuhl ablegen.

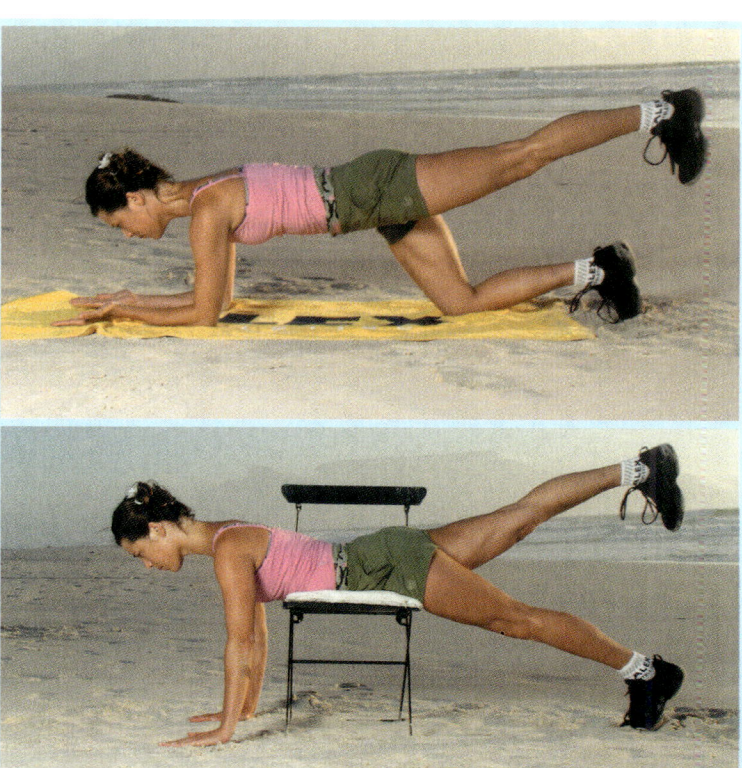

Motion: Das individuelle Effective Koordinations- und Ausdauertraining

Helfen Sie Ihrer Koordination und Ihrer Ausdauer durch Effective auf die Sprünge. Das folgende Kapitel bietet ein kunterbuntes Potpourri an Übungen. Verbrennen Sie überflüssige Fettreserven und steigern Sie Ihre Leistungsfähigkeit. Herausragende Erfolge erzielen Sie durch Hinzunahme der Soft-Weights. Besonders viel Spaß haben Sie vielleicht bei diesem Teil mit der Unterstützung von schwungvoller Musik!

Das grüne Training

Auch bei Blasenschwäche ist der grüne Übungskatalog der richtige. Falls die Übungen so nicht intensiv genug sind, lohnt es sich, das Soft-Weight auf die Schultern zu legen. Durch die Erhöhung Ihres Körpergewichts wird die jeweilige Übung anstrengender. Lassen Sie nun Ihrem Ideenreichtum an Variationen freien Lauf. Bewegen Sie sich mindestens 10 Minuten ohne Pause. Führen Sie jede Übung mindestens zwei Minuten aus. Viel Spaß dabei!

Knie heben (Kneelift)

Diese Übung bringt Ihren Fettstoffwechsel in Schwung und hilft, Ihre Hüftbeugemuskulatur optimal aufzubauen.

Durchführung

- Beginnen Sie im Stand. Stellen Sie die Hände in die Hüfte.
- Heben Sie abwechselnd das linke, dann das rechte Knie so weit es Ihnen möglich und angenehm ist. Strecken Sie den Scheitel zur Decke.

Tipp Intensivieren Sie diese Übung bei Bedarf durch die Nutzung des Soft-Weights. Legen Sie dieses wie ein Handtuch auf die Schultern. Schieben Sie die Hände in die Schlaufen. Führen Sie die Übung wie gehabt aus.

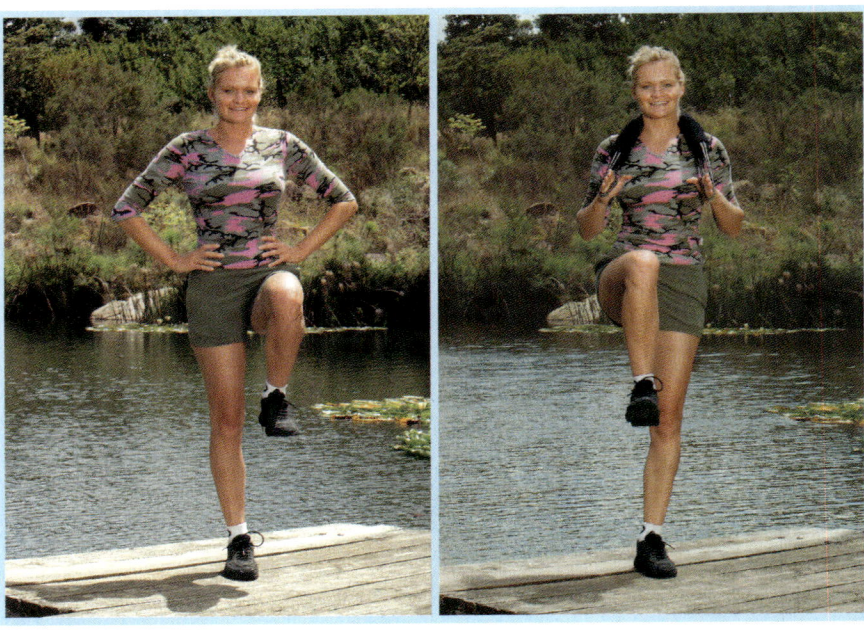

Gehen (March)

Durchführung
- Stellen Sie sich vor, Sie müssten energisch durch ein Wattefeld schreiten.
- Setzen Sie die Arme bewusst als Unterstützung ein.
- Marschieren Sie sich fit!

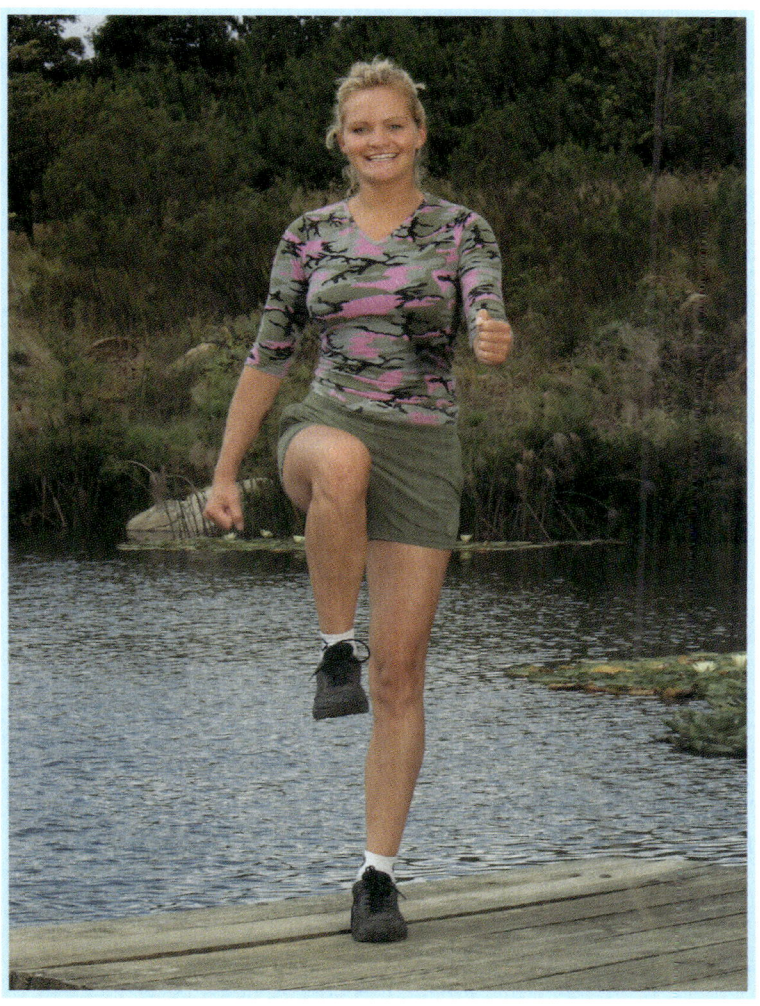

Step touch

Durchführung

- Machen Sie einen großen Schritt zur Seite, und führen Sie die Zehenspitze des anderen Fußes an den Innenspann des belasteten Fußes heran.
- Ihr Oberkörper befindet sich während der ganzen Übung auf einer Höhe.
- Stellen Sie sich vor, dass Ihre Mitte die Bewegung anführt.

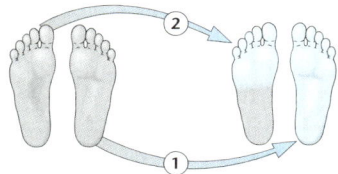 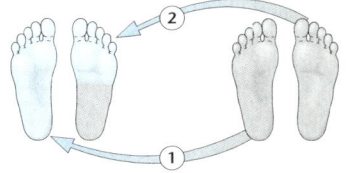

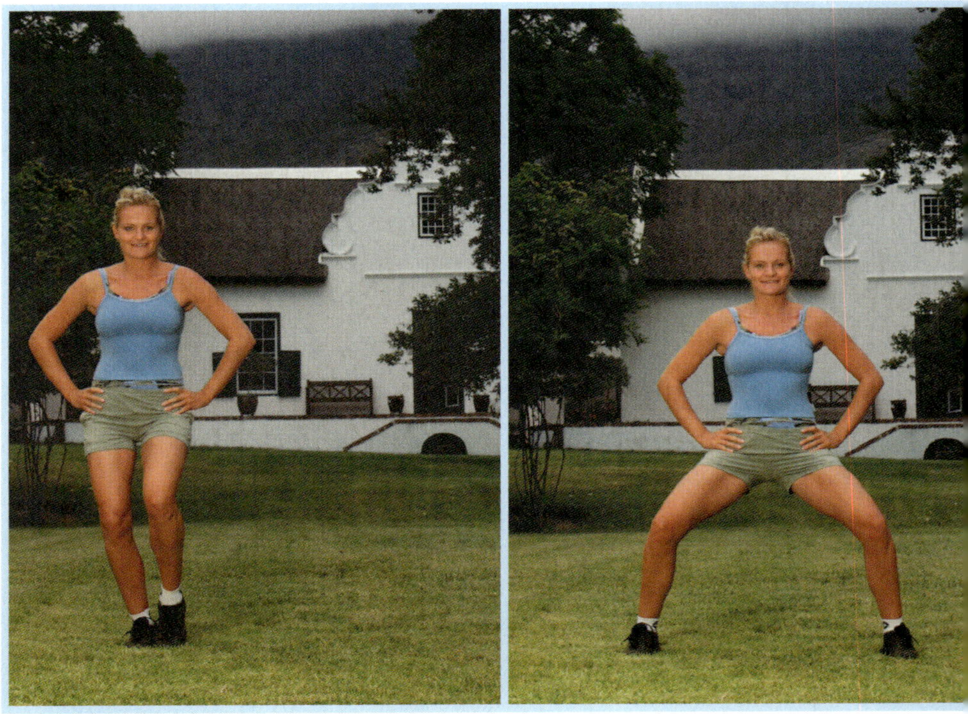

Tipp Legen Sie bei Bedarf das Soft-Weight zur Steigerung der Übungseffizienz auf Ihre Schultern. Richten Sie Ihren Schultergürtel auf.

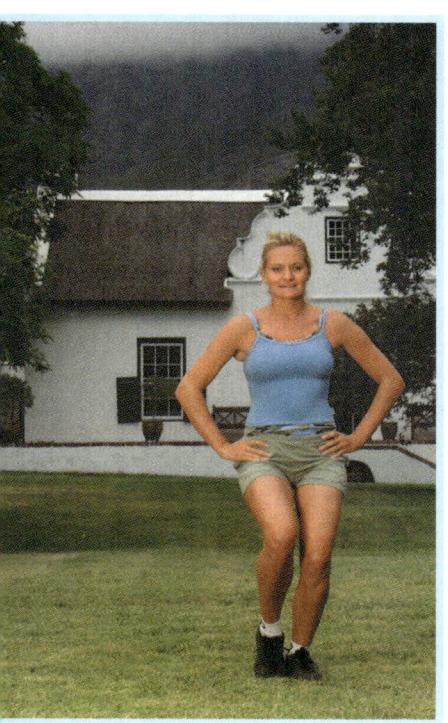

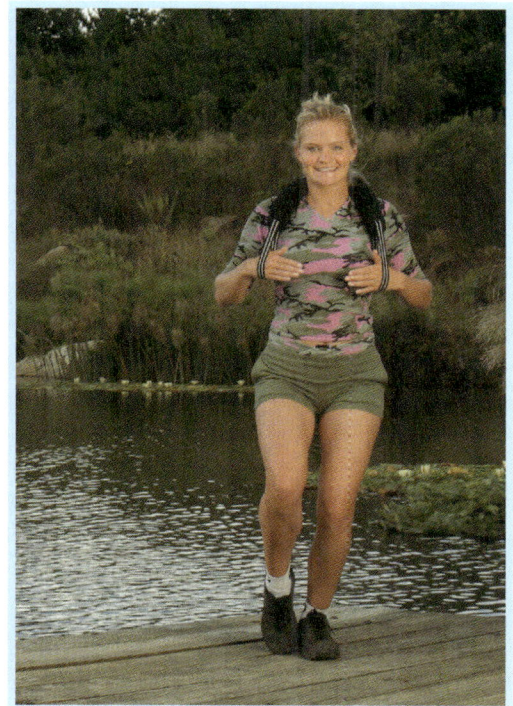

V-Step

Durchführung

- Aus der Grundstellung gehen Sie einen großen Schritt diagonal nach vorne.
- Setzen Sie das hintere Bein auf Höhe des belasteten Beines. Sie enden in einer offenen Grätsche mit leicht gebeugten Knien. Diese Bewegung beschreibt ein V.
- Gehen Sie den Bewegungsablauf wieder zurück in die Ausgangsposition (die Spitze des V). Somit umfasst ein V-Step vier Schritte.
- Wechseln Sie bei jedem Schritt den Fuß (rechts, links, rechts, links).

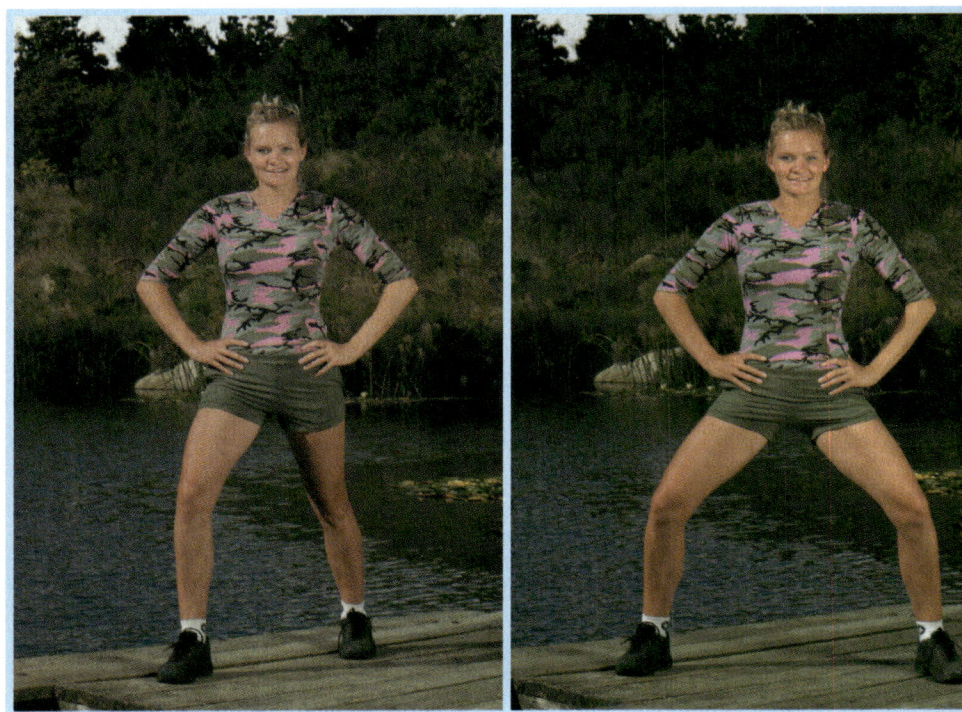

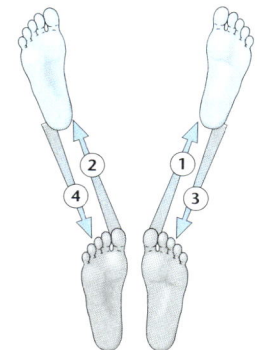
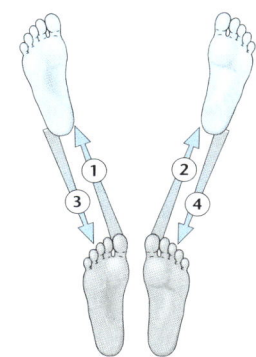
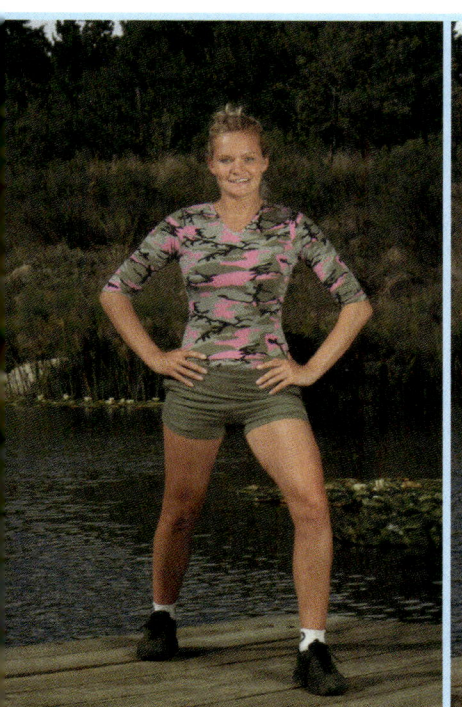
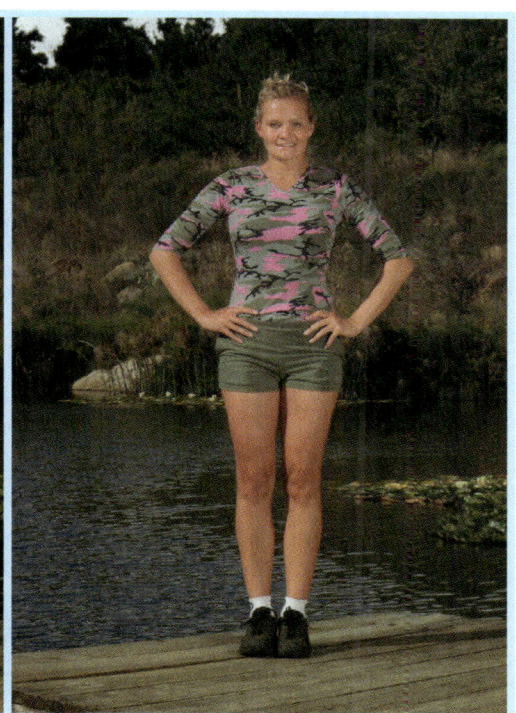

Side leg lift

Durchführung

- Beginnen Sie mit offener Fußposition. Spannen Sie Po und Beinaußenseite fest an. Heben Sie ein Bein gestreckt zur Seite ab.
- Ziehen Sie den Fuß fest an.
- Beginnen Sie nun die Übung zur anderen Seite.

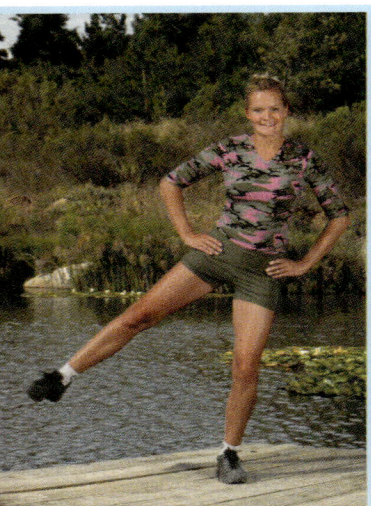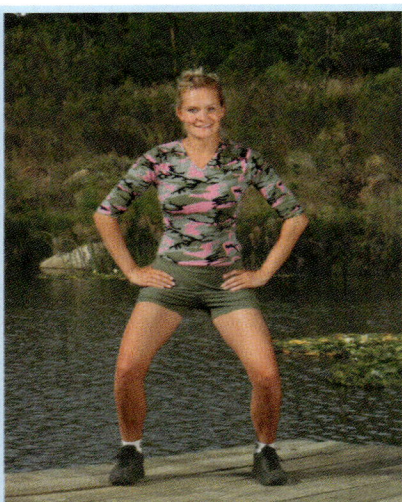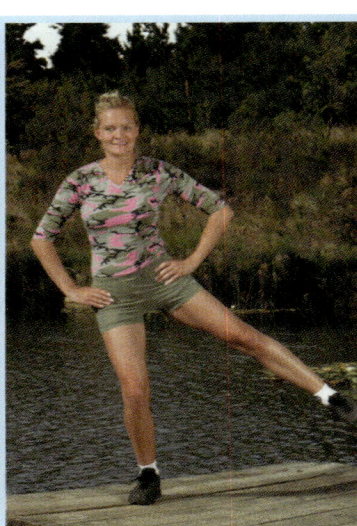

Das blaue Training

Wir bieten Ihnen nachfolgend zahlreiche Bewegungen an. Sie können die Übungsfolge Ihrem Geschmack und Körpergefühl entsprechend variieren. Bewegen Sie sich 15 Minuten, ohne eine Verschnaufpause einzulegen. So kommt Ihr Kreislauf in Fahrt.

High Impact Kneelift

Durchführung

- Erinnern Sie sich an den französischen Cancan? Der Rhythmus geht wie folgt: beide Beine, ein Bein, beide Beine, ein Bein.
- Diese Übung wird also gehüpft. Die Hände bleiben locker in die Hüfte gestützt. Das Brustbein strahlt der Sonne entgegen.

Tipp Intensivieren Sie diese Übung bei Bedarf durch die Nutzung des Soft-Weights. Legen Sie es wie ein Handtuch auf die Schultern. Schieben Sie die Hände in die Schlaufen. Führen Sie die Übung wie gehabt aus.

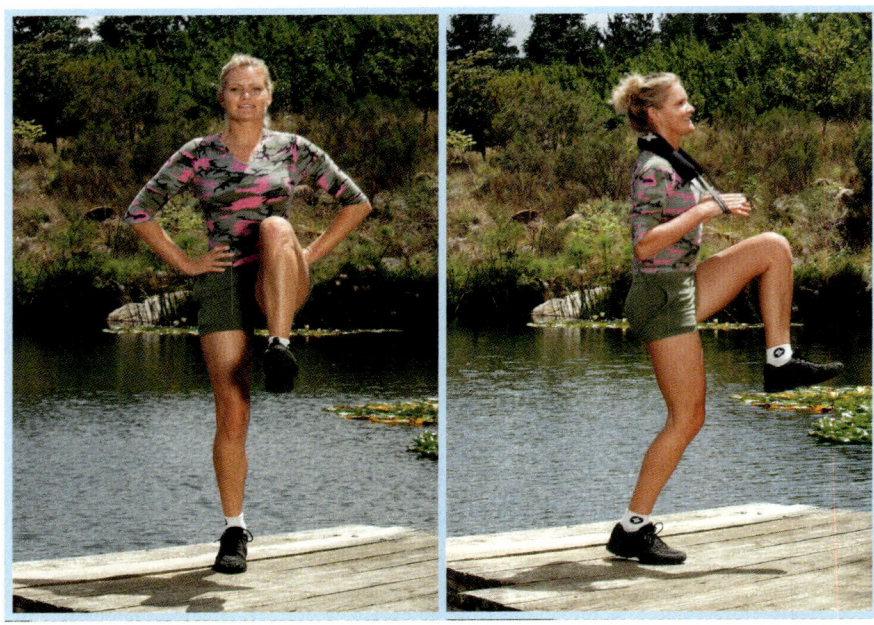

Joggen

Durchführung
- Joggen Sie auf der Stelle.
- Unterstützen Sie die Übung durch einen aktiven Armeinsatz.
- In Ihrer Phantasie können Sie durch wunderbare Wälder und Felder laufen.

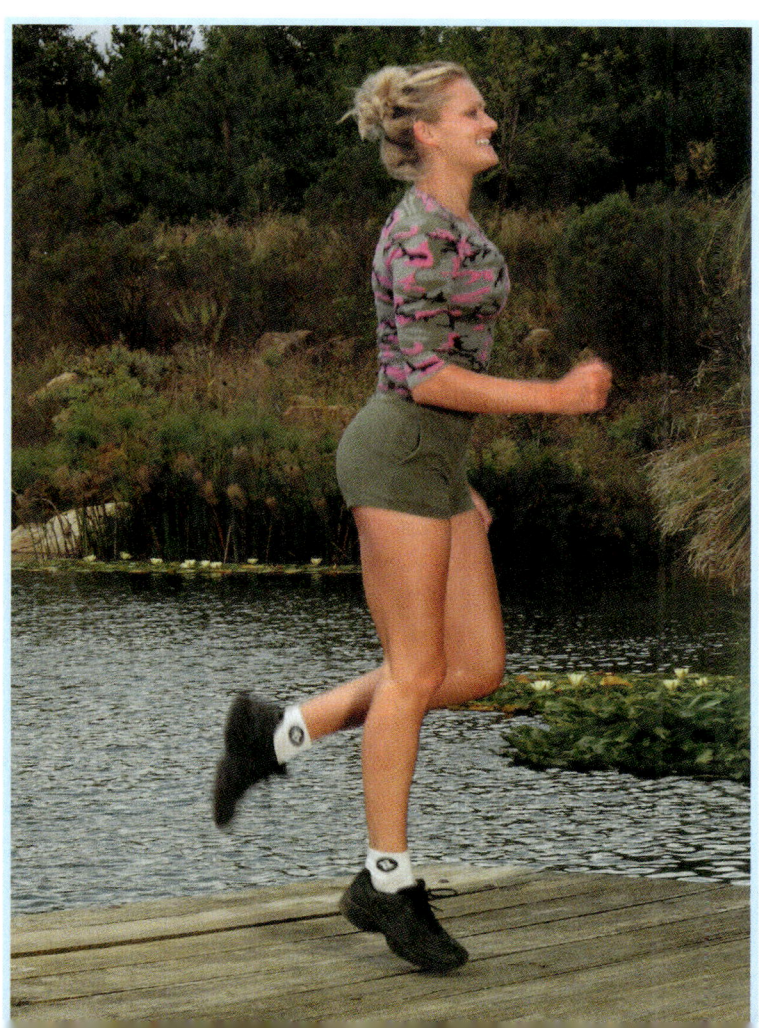

Spring touch

Durchführung

- Stellen Sie sich vor, dass Sie seitlich über einen Baumstamm springen und wieder zurück.
- Dabei drücken Sie sich energisch mit dem baumstammfernen Bein ab und landen auf dem anderen Fuß.
- Führen Sie die Zehenspitze des baumstammnahen Fußes an den Innenspann des belasteten Fußes heran. Springen Sie erneut ab.

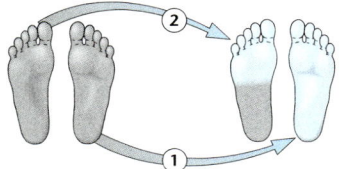 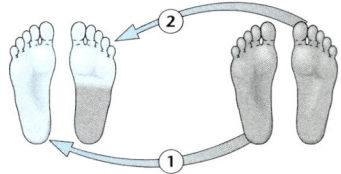

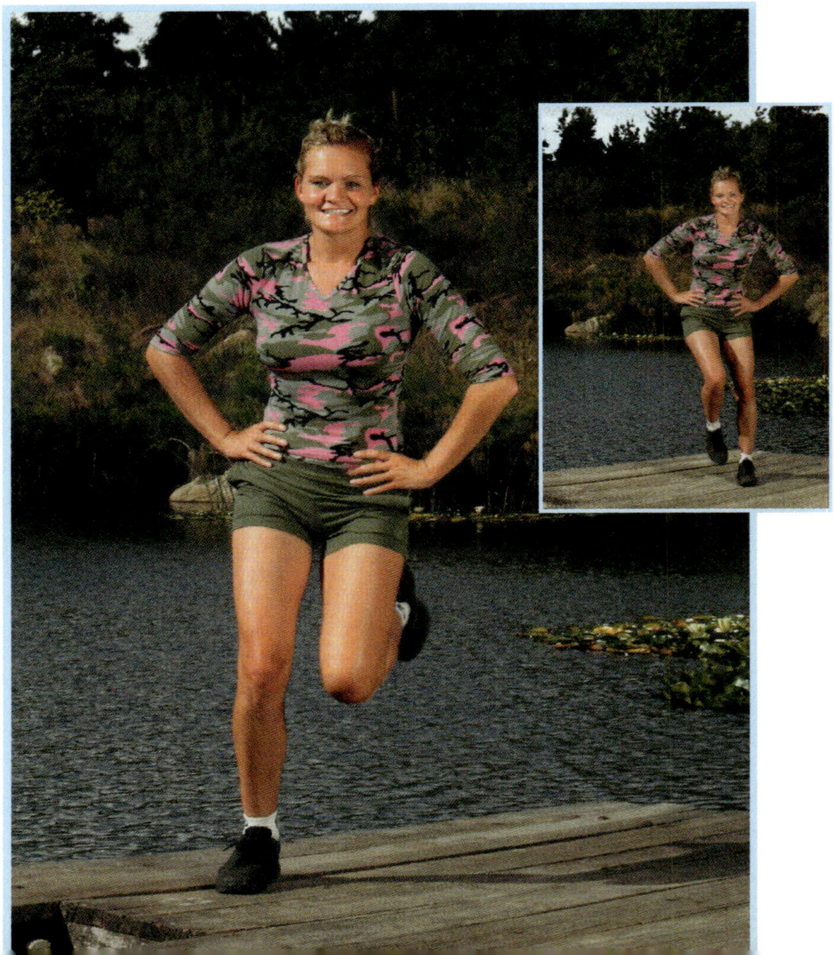

Tipp Legen Sie bei Bedarf das Soft-Weight zur Steigerung der Übungseffizienz auf Ihre Schultern. Richten Sie Ihren Schultergürtel auf.

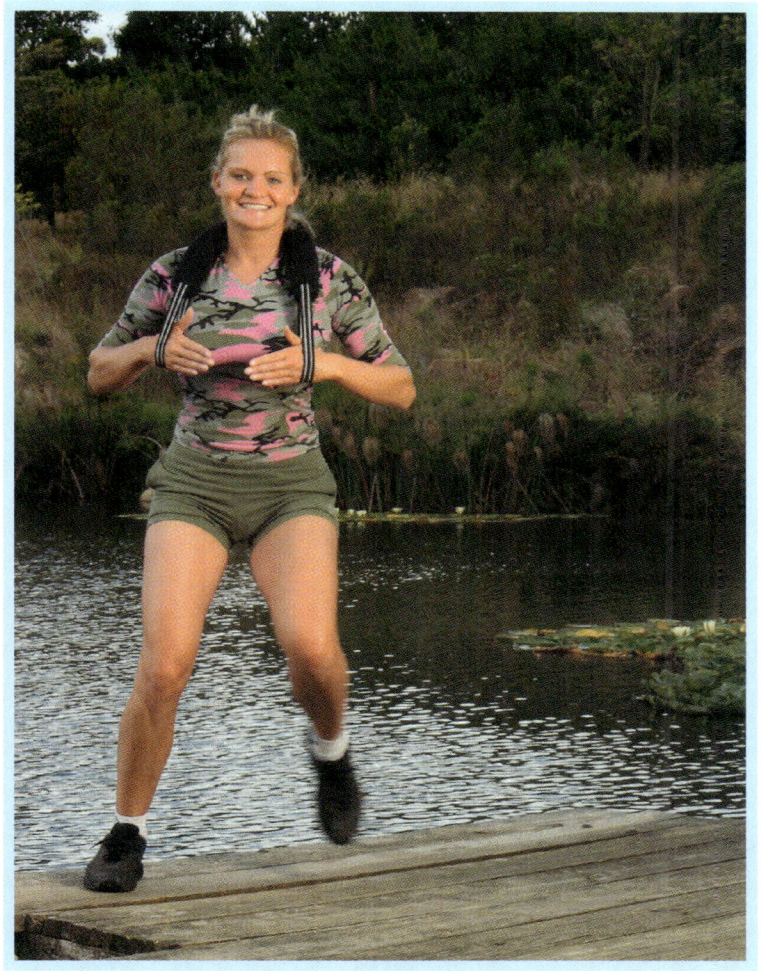

V-Step mit V-Armen

Durchführung

- Aus der Grundstellung gehen Sie einen großen Schritt diagonal nach vorne. Setzen Sie das hintere Bein auf Höhe des belasteten Beines. Sie enden in einer offenen Grätsche mit leicht gebeugten Knien.
- Diese Bewegung beschreibt ein V. Gehen Sie den Bewegungsablauf wieder zurück in die Ausgangsposition (die Spitze des V's). Somit umfasst ein V-Step vier Schritte.
- Bei jedem Schritt wechselt der Fuß (rechts, links, rechts, links).
- Strecken Sie bei dem Schritt des rechten Beines am Ende des V's den rechten Arm zum Himmel. Das Gleiche machen Sie mit dem linken Arm bei dem rechten Schritt.
- Gehen Sie nun in die Ausgangsstellung zurück und führen Sie den entsprechenden Arm mit dem entsprechenden Bein Richtung Hüfte.
- Diese Übung können Sie durch das Soft-Weight intensivieren.

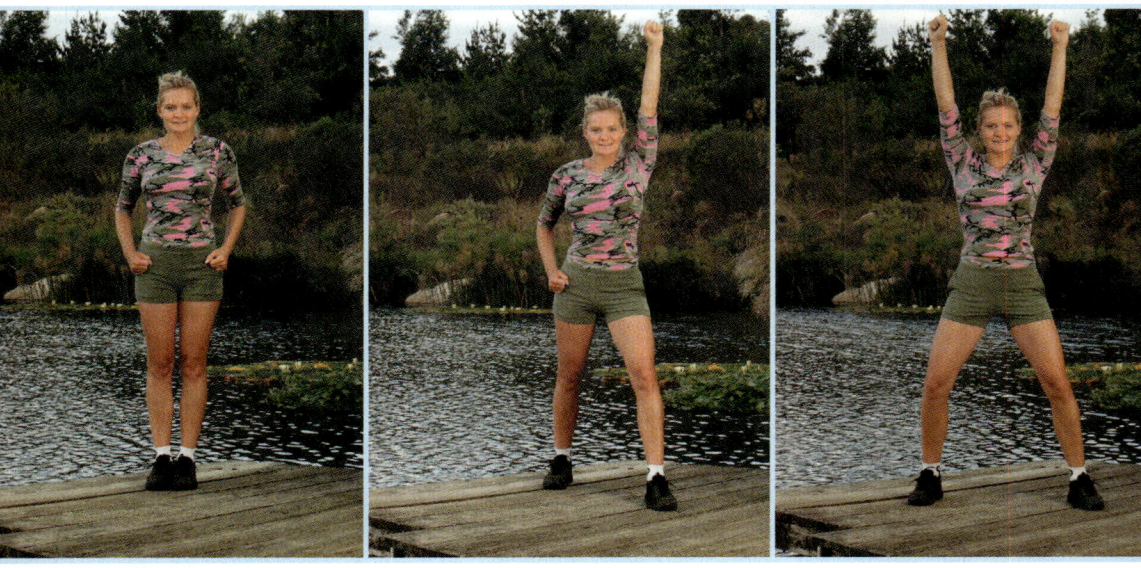

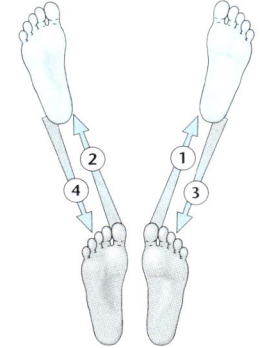 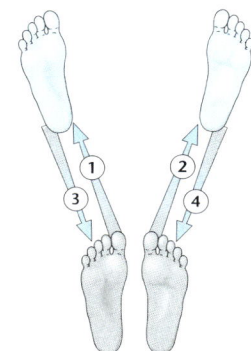

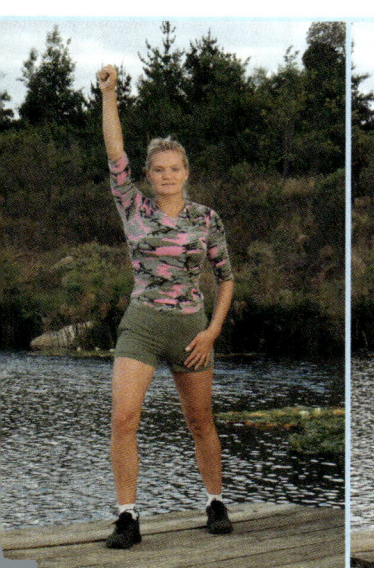 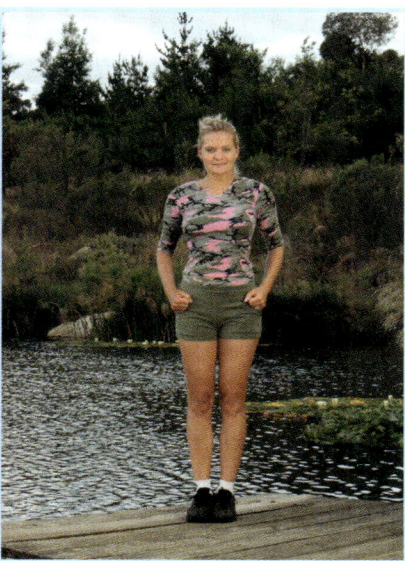

Kneelift und Side leg lift Kombination

Durchführung

- Kombinieren Sie den Kneelift mit dem Side leg lift wie folgt: Heben Sie abwechselnd das linke und dann das rechte Knie vor dem Körper hoch.
- Danach wird das gestreckte Bein im Wechsel zur Seite angehoben. Um die Spannung zu erhöhen, ziehen Sie die Fußspitze fest heran.

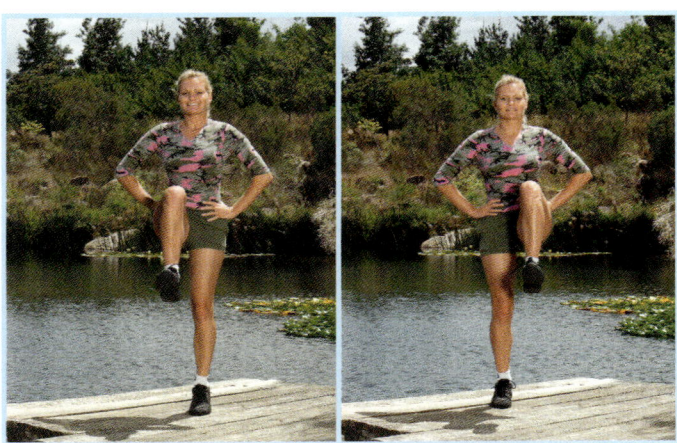

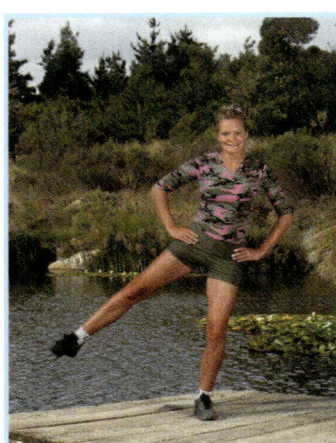
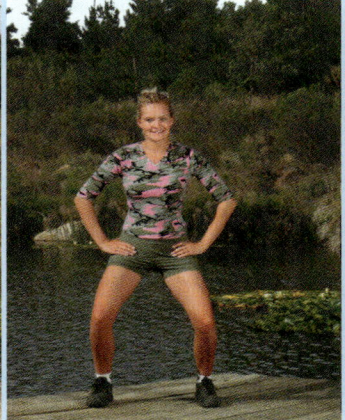
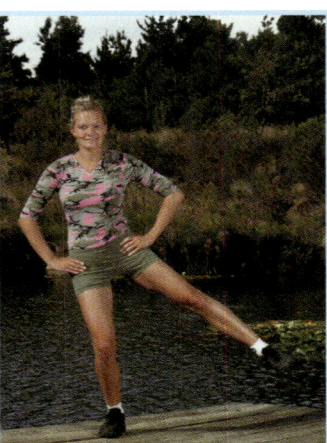

Das gelbe Training

Das Ziel des bevorstehenden Ausdauerteils ist klar: Ihr Fettstoffwechsel wird mindestens für die nächsten 20 Minuten beansprucht. Allerdings können Sie den Weg dorthin selber wählen. Stellen Sie sich anhand der nachfolgenden Übungen eine Choreographie zusammen, die Ihnen Spaß macht. Das Motto ist: Trainieren ohne Pausen und Schnaufen!

Kneelift mit Händen nach vorne

Durchführung

- Schon mal was von der hüpfenden Ruderlokomotive gehört? Das geht so: Die Arme übernehmen die Ruderbewegung. Befinden sich die Arme am Oberkörper, ist ein Knie oben.
- Sind die Arme gestreckt vor dem Körper, berühren beide Füße den Boden.
- Diese Übung können Sie durch das Soft-Weight intensivieren.

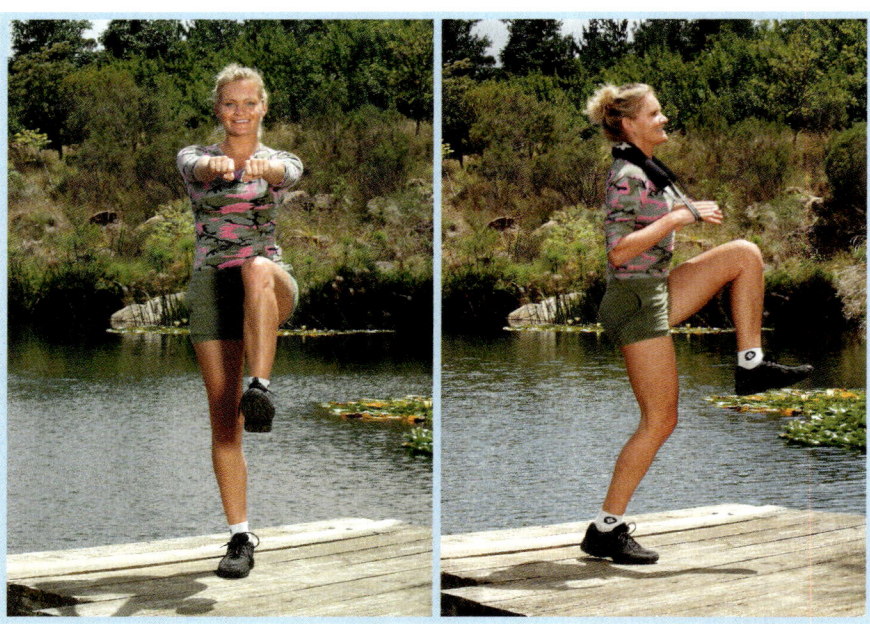

Joggen mit Armen zur Seite, hoch, Seite

Durchführung

- Joggen Sie sich frei! Stellen Sie sich vor, Sie joggen in einem engen Sack.
- Indem Sie die Arme rhythmisch zur Seite und nach oben strecken, verschaffen Sie sich den Raum, den Sie brauchen.

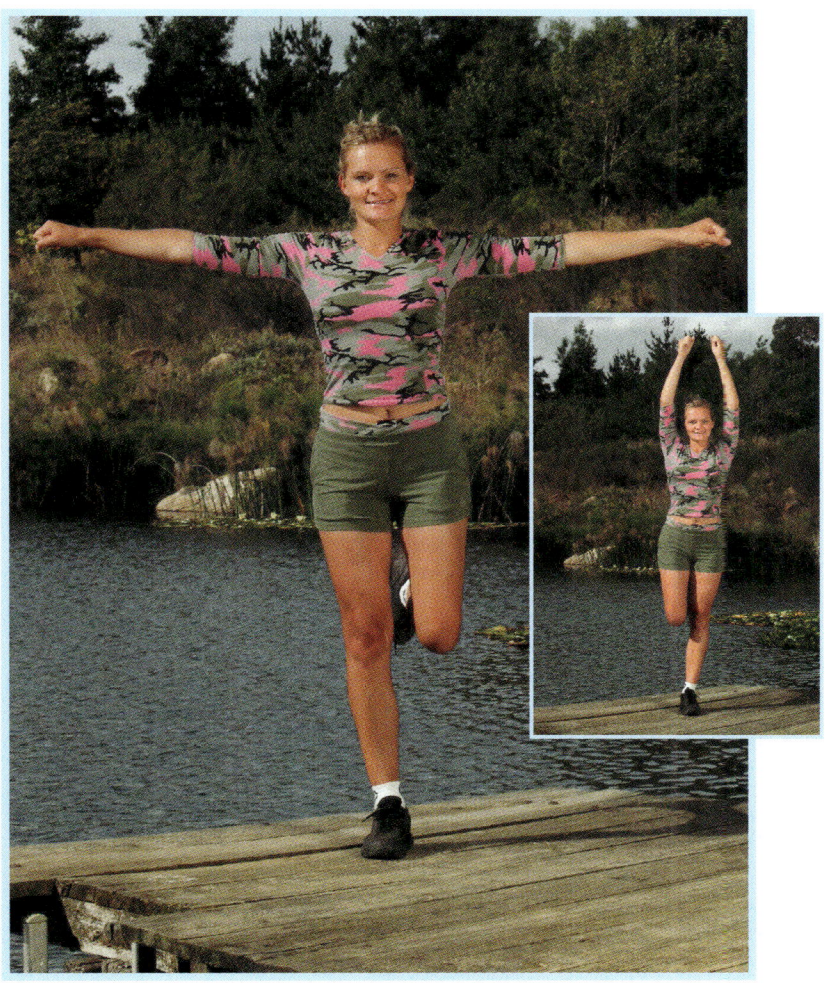

Spring Touch mit Armen vor und rück

Durchführung

- Stellen Sie sich vor, dass Sie seitlich über einen Baumstamm hin und wieder zurückspringen.
- Drücken Sie sich dabei energisch mit dem baumstammfernen Bein ab. Sie landen auf dem anderen Fuß.
- Führen Sie die Zehenspitze des baumstammnahen Fußes an den Innenspann des belasteten Fußes heran. Springen Sie erneut ab.
- Während des Sprungs befinden sich die gestreckten Arme auf Brusthöhe. Beim Landen ziehen Sie die Arme kraftvoll Richtung Hosentasche.

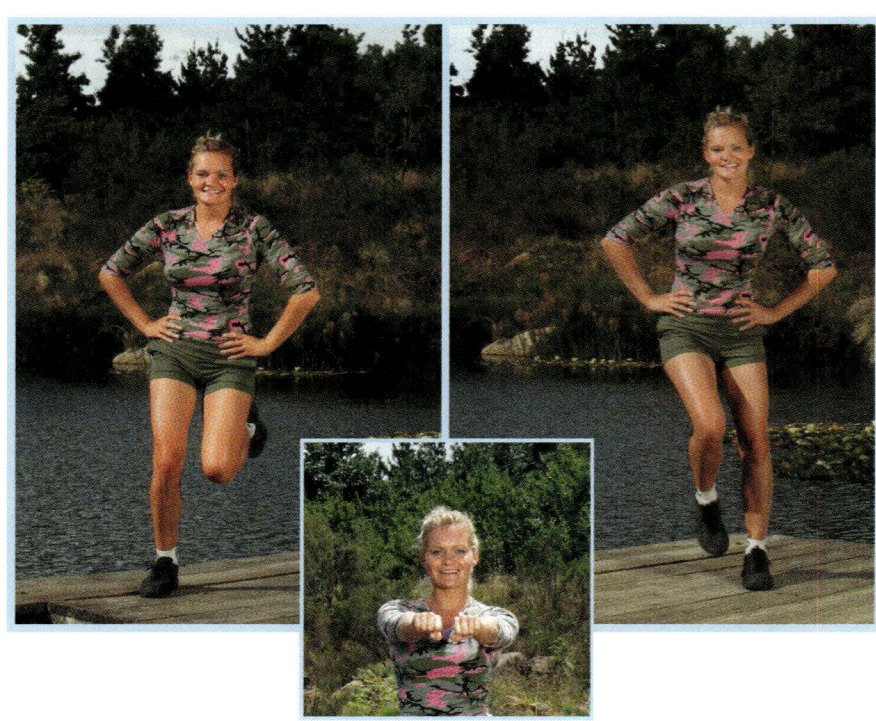

Hampelmann/V-Jack mit Armen zur Seite

Durchführung

- Ihn kennen Sie schon: den Hampelmann aus Kinderzeiten. Springen Sie mit beiden Beinen aus der geschlossenen Position in die Grätsche.
- Zu beachten ist, dass Ihre Knie und die Fußspitzen eine Linie ergeben.
- Um richtig in Schwung zu kommen, öffnen Sie beide Arme während des Sprungs in die Grätsche.
- Danach hüpfen Sie in die Ausgangsposition zurück und führen die Hände zur Hüfte.

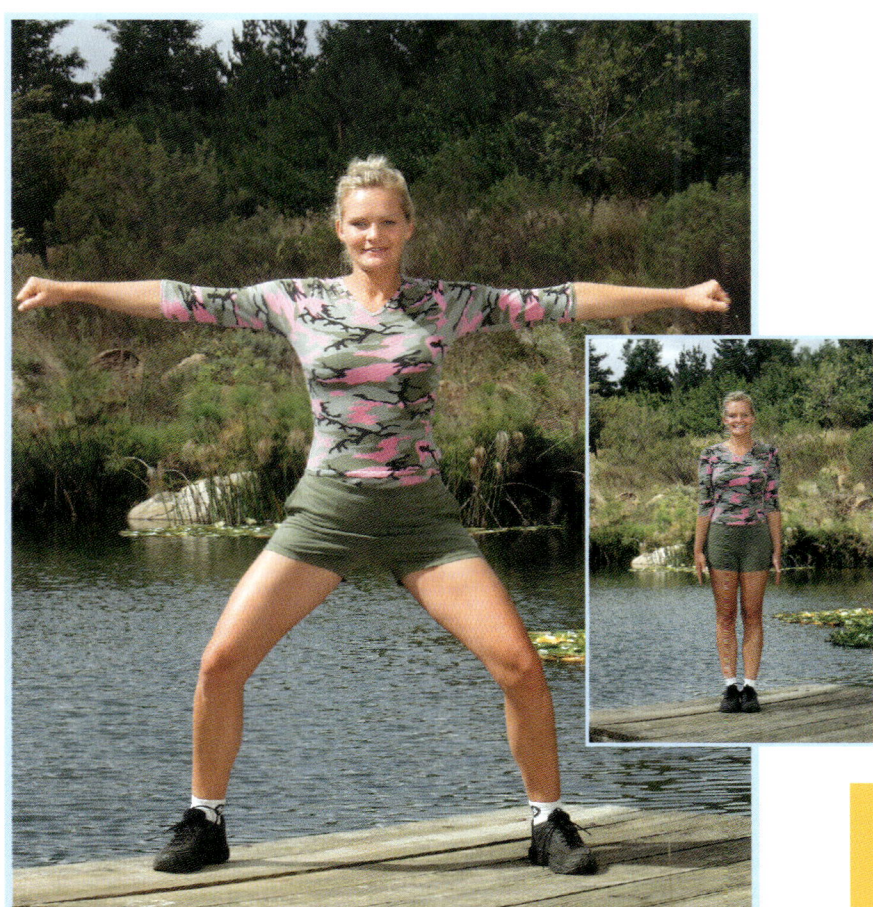

Inside leg lift

Durchführung:

- Schieben Sie abwechselnd das rechte und danach das linke Bein diagonal nach vorne. Hierdurch überkreuzen Sie das Standbein.
- Konzentrieren Sie sich während der Schubbewegung auf die Beininnenseite.

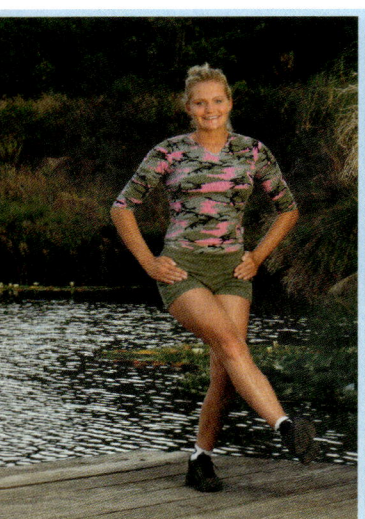
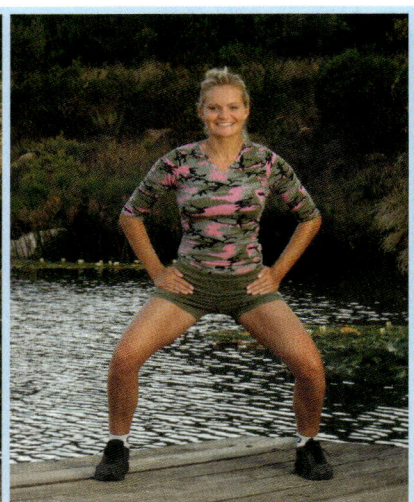
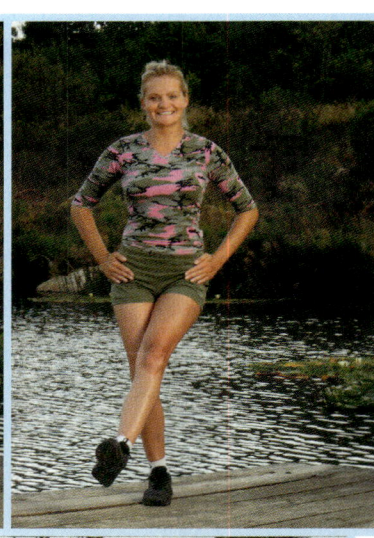

Tipp Mehr Effektivität erreichen Sie durch Hinzunahme des Soft-Weights. Legen Sie dieses sanft auf Ihre Schultern.

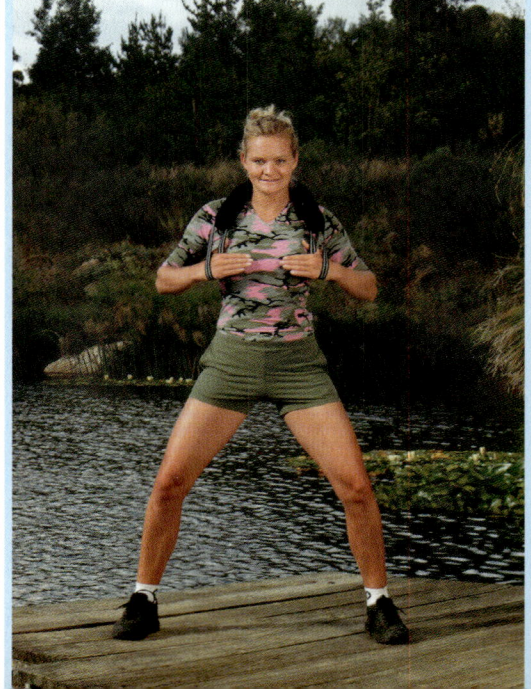

Das rote Training

Ihrer Ausdauer entsprechend setzen Sie Ihrem Körper mit einer mindestens 25-minütigen Übungsfolge einen adäquaten Trainingsre z. Die Qual liegt in der Wahl der Übungsreihenfolge und -auswahl. Starten Sie durch!

Kneelift Arme hoch und ab

Durchführung

- Diese Übung ist vergleichbar mit dem Absprung vor einem Basketballkorb. Während Sie beide Arme nach oben führen, heben Sie ein Knie und landen auf dem gestreckten Bein.
- Führen Sie die Arme wieder zur Hüfte und wechseln Sie das Bein.

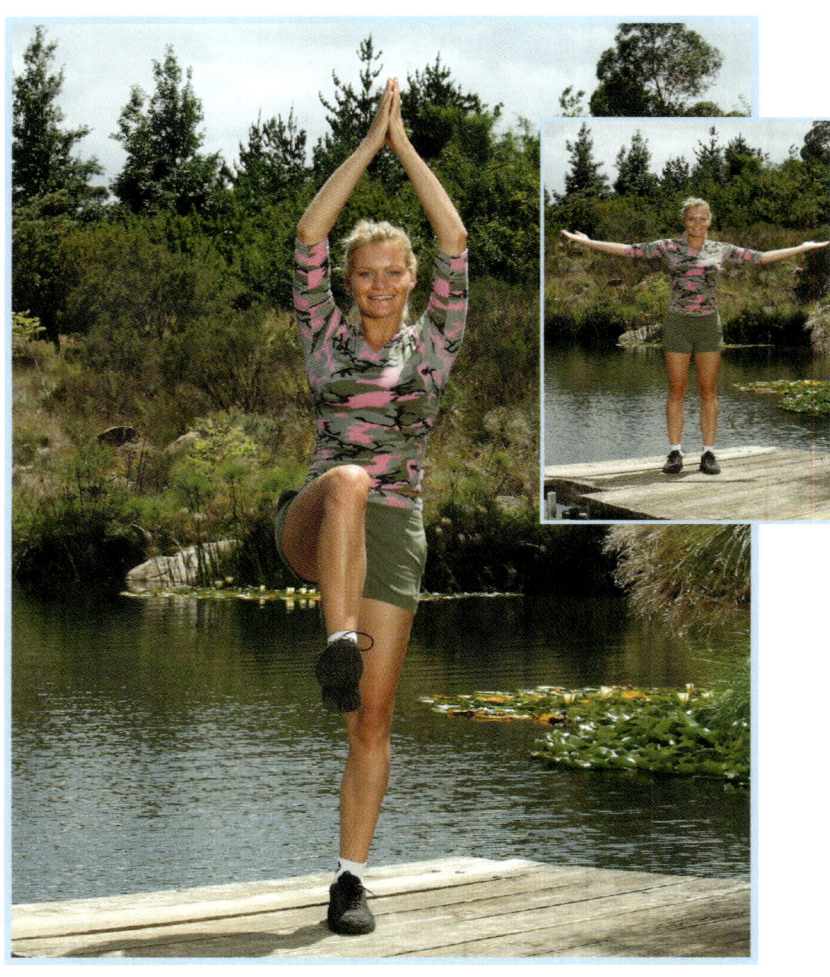

VIERMAL JOGGEN, ZWEIMAL KNEELIFT, ARME VOR

Durchführung

- Aufgepasst und mitgedacht! Bei dieser Übung werden zwei Schrittkombinationen im Wechsel miteinander kombiniert:
- Joggen Sie viermal auf der Stelle.
- Führen Sie die Arme gestreckt nach vorne und heben Sie dabei ein Knie. Sind die Hände an der Hüfte, so springen Sie mit beiden Beinen ab und heben nun das andere Knie.
- Nun ist wieder das Joggen an der Reihe.
- Los geht's!

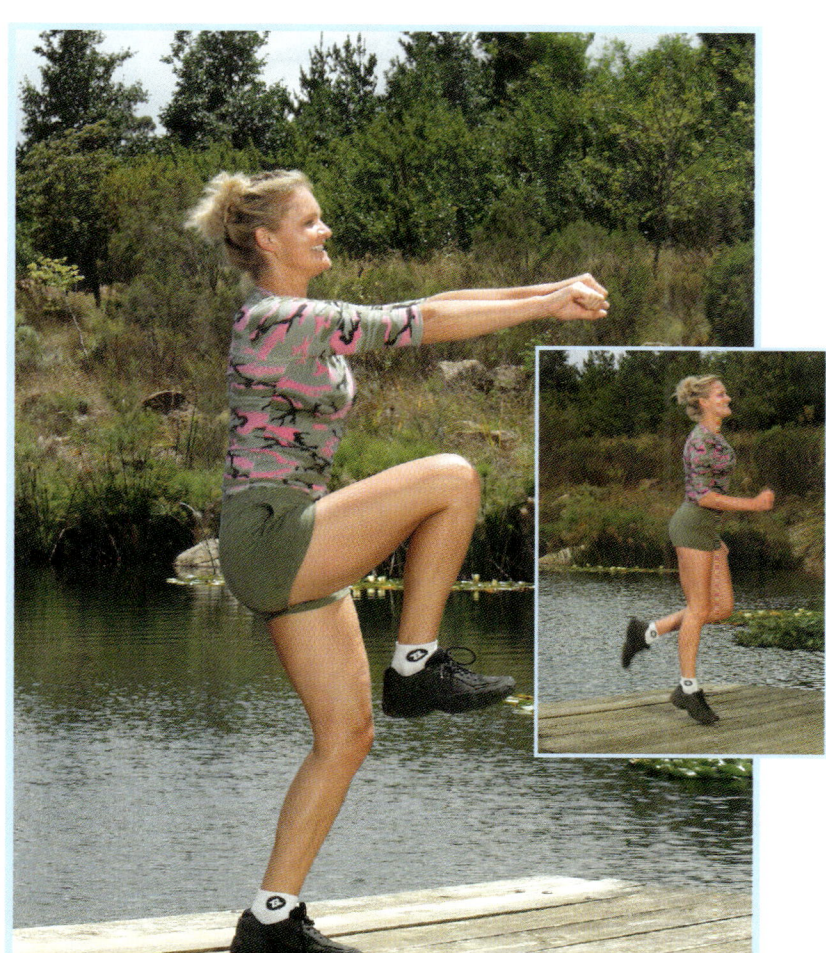

ZWEIMAL STEP TOUCH, VIERMAL HIGH IMPACT JOGGEN

Durchführung

- Schulen Sie Ihre Koordination und kombinieren Sie zwei Übungen:
- Machen Sie einen großen Schritt zur Seite, und führen Sie die andere Zehenspitze an den Innenspann des belasteten Fußes heran. Ihr Oberkörper befindet sich während der ganzen Übung auf einer Höhe. Stellen Sie sich vor, dass Ihre Mitte die Bewegung anführt.
- Machen Sie diese Übung einmal nach rechts und einmal nach links, bevor Sie wieder joggen.
- Joggen Sie 4-mal auf der Stelle.
- Let's go!

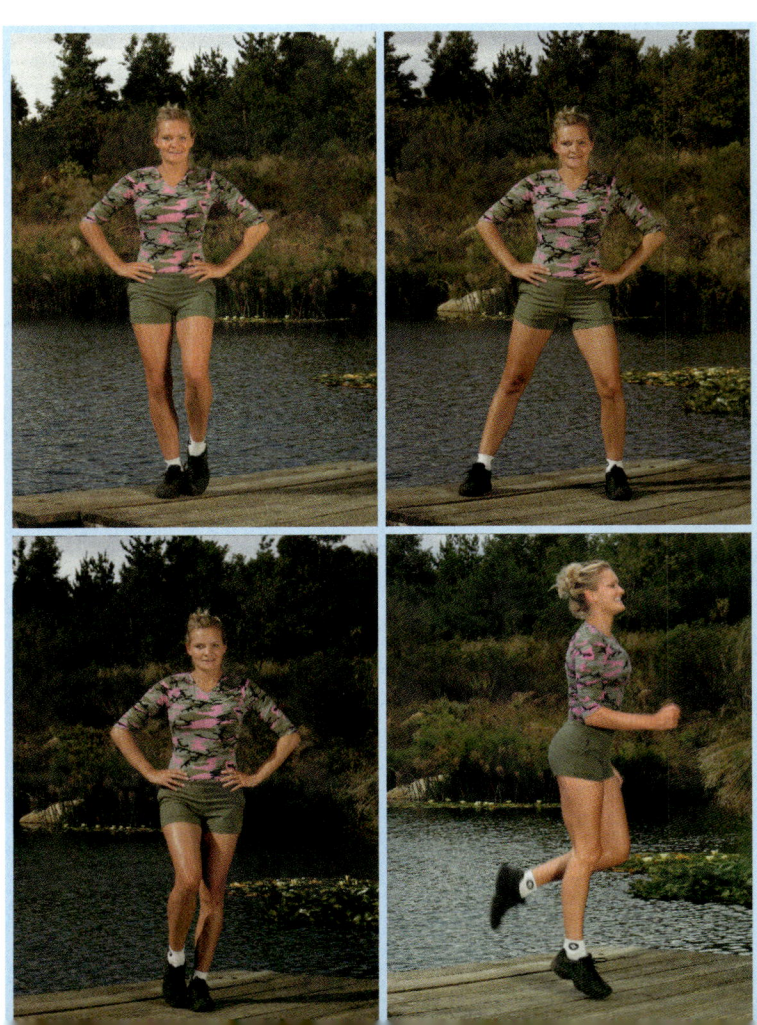

V-Step joggend

Durchführung

- Aus der Grundstellung joggen Sie einen großen Schritt diagonal nach vorne. Setzen Sie das hintere Bein auf Höhe des belasteten Beines. Sie enden in einer offenen Grätsche mit leicht gebeugten Knien. Diese Bewegung beschreibt ein V.
- Joggen Sie den Bewegungsablauf wieder zurück in die Ausgangsposition (die Spitze des V). Somit umfasst ein V-Step vier Sprünge.
- Bei jedem Sprung wechselt der Fuß (rechts, links, rechts, links).
- Achten Sie darauf, dass Knie und Fuß in eine Richtung schauen!

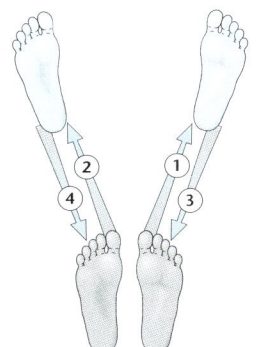 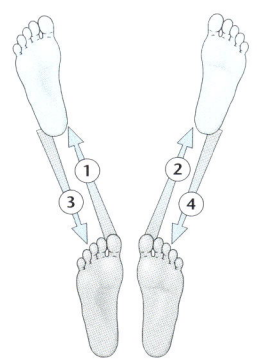

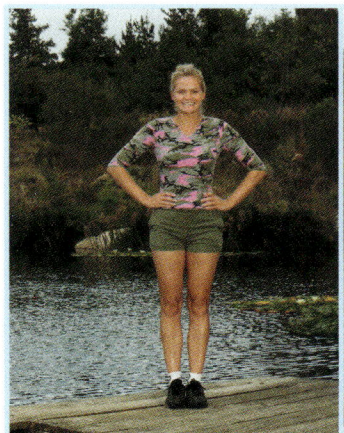 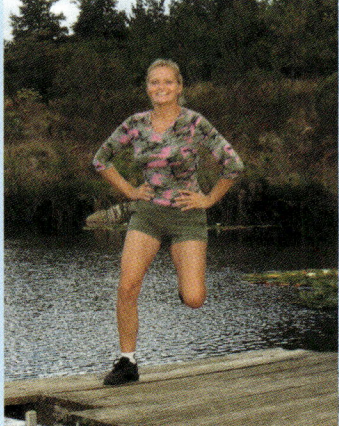 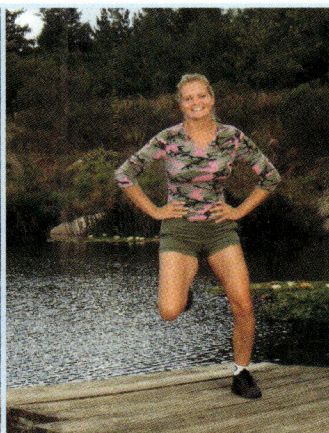

Side leg lift mit Armen zur Seite und hoch

Durchführung

- Helfen Sie Ihrem Herz-Kreislauf-System auf die Sprünge. Nach jeder Landung wird das Bein abwechselnd zur Seite gestreckt.
- Intensivieren Sie diese Übung durch Hinzunahme der Arme. Diese werden bei jedem leg lift zur Seite gestreckt. Während beide Beine den Boden berühren, strecken Sie beide Arme kraftvoll nach oben.

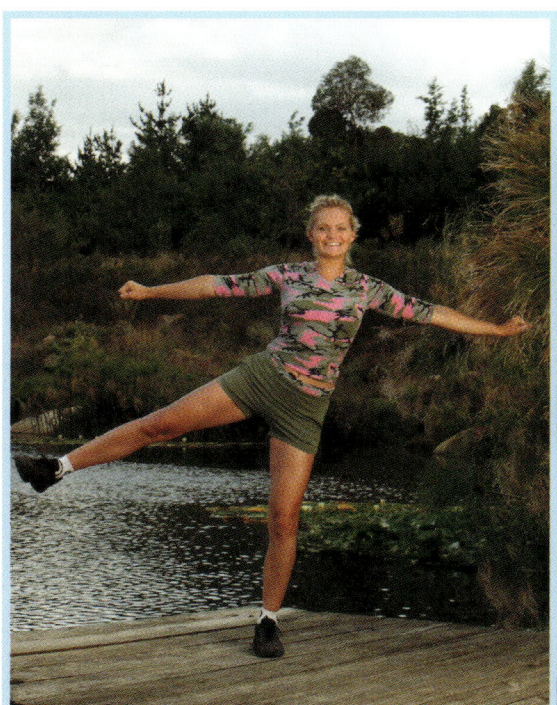
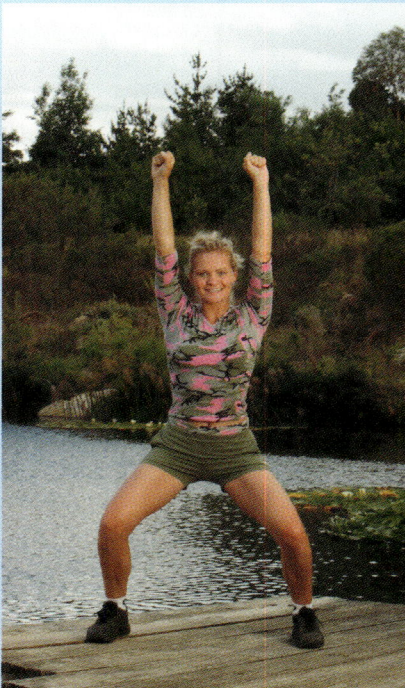

Tipp Diese Übung kräftigt besonders die Beinaußenseiten! Wenn Sie die Übung verstärken wollen nutzen Sie das Soft-Weight.

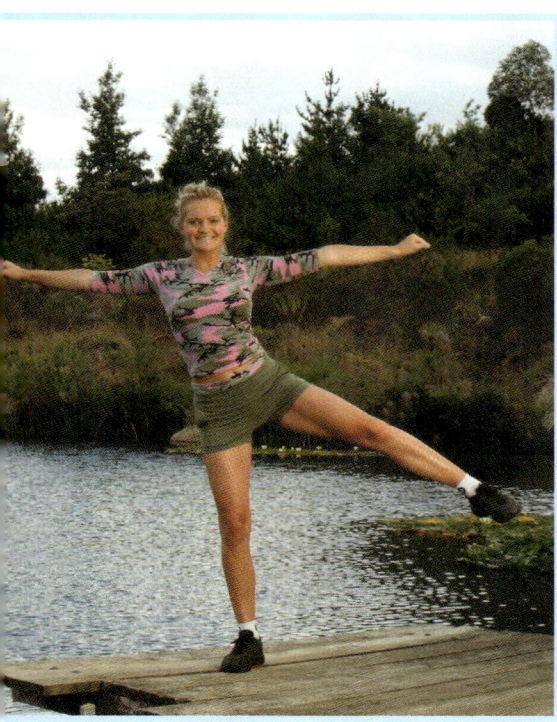
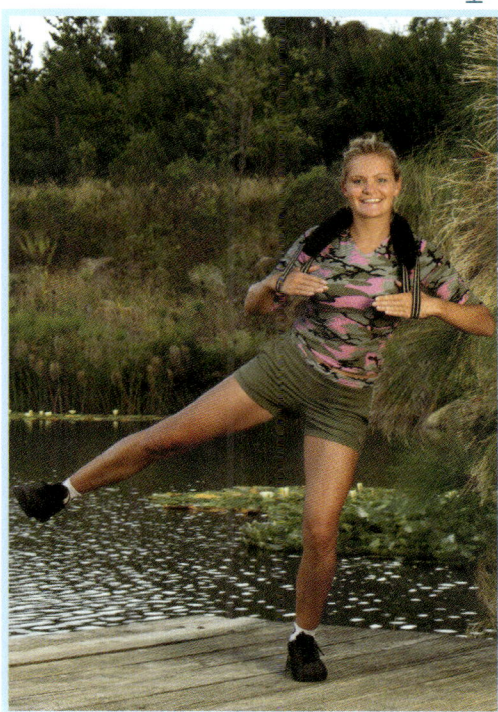

Effective Cool down: Aktive Erholung für alle Trainingsbereiche

Nachdem Sie Ausdauer, Koordination und Kraft erfolgreich trainiert haben, führen Sie mit Hilfe von aktiver Erholung Ihr Herz-Kreislauf-System sanft in die Regeneration. Sie werden sehen, wie schnell Sie wieder fit sind und erneut mit Effective starten können.

Führen Sie die nachfolgenden Übungen locker und entspannt durch. Insgesamt sollten Sie dieser Phase mindestens fünf Minuten Ihrer Zeit widmen.

Step touch

- Machen Sie einen großen Schritt zur Seite und führen Sie die Zehenspitze des anderen Fußes an den Innenspann des belasteten Fußes heran.
- Ihr Oberkörper befindet sich während der ganzen Übung auf einer Höhe. Stellen Sie sich vor, dass Ihre Mitte die Bewegung anführt.

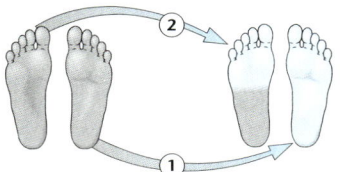
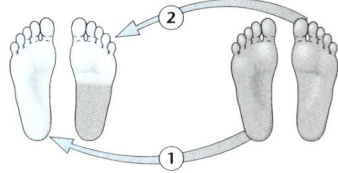

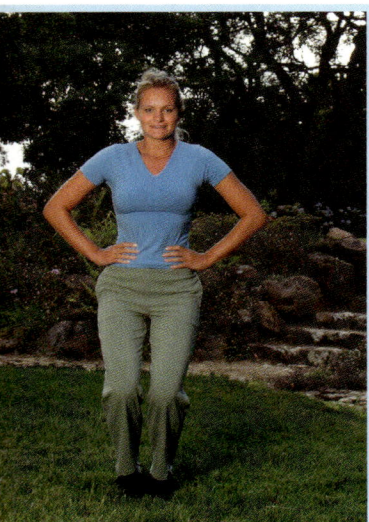
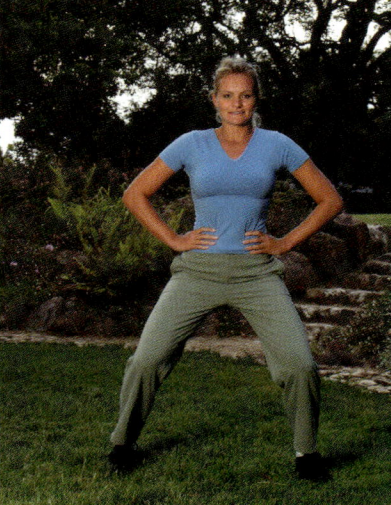
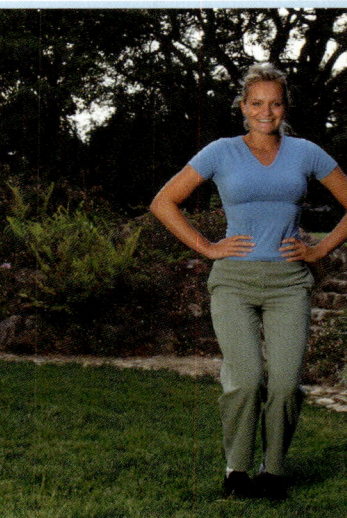

Step touch mit Kick

- Lockern Sie Ihre Beinmuskulatur nach getaner Arbeit. Mit jedem Schritt zur Seite wird das unbelastete Bein locker nach vorne geführt.
- Stellen Sie nun das lockere Bein leicht gebeugt in eine offene Grätsche.
- Wiederholen Sie diese Übung zur anderen Seite.

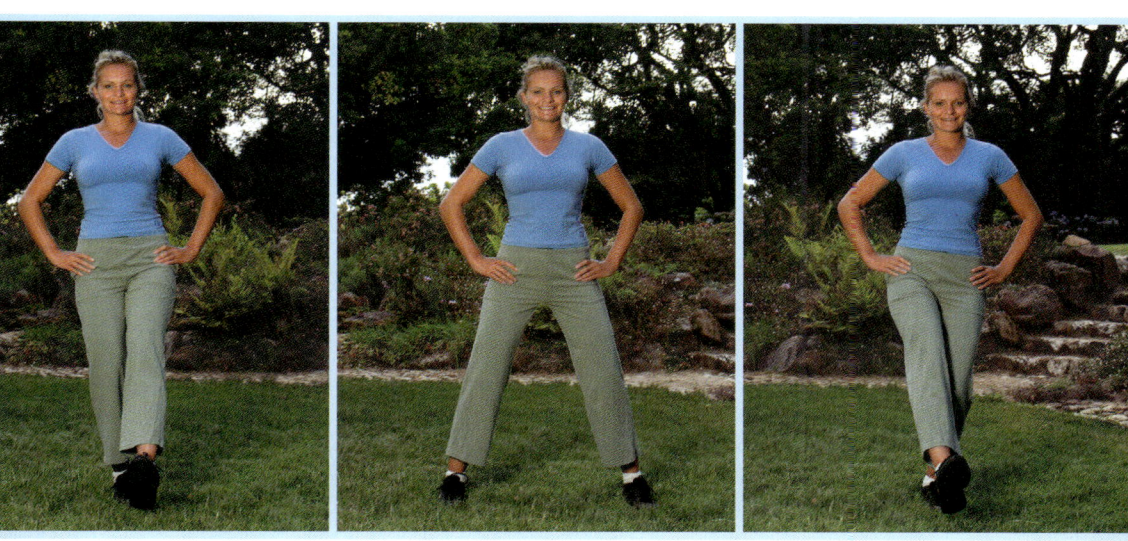

Ferse vor

- Setzen Sie entspannt die rechte und dann die linke Ferse nach vorne.

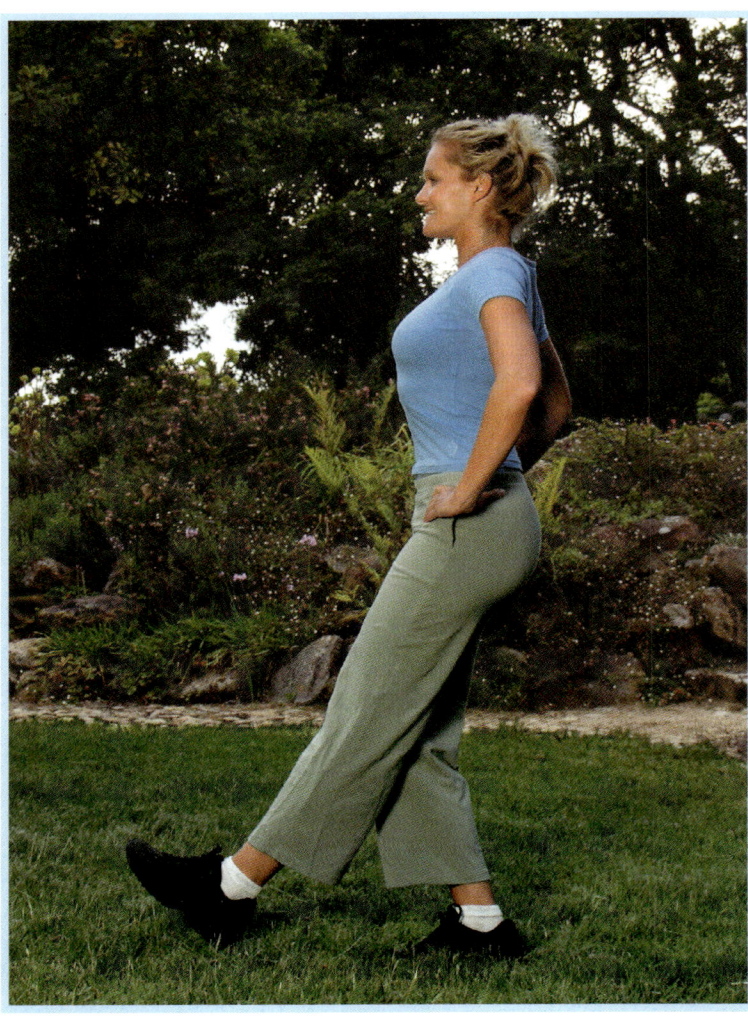

Energie

- Stellen Sie sich entspannt hin. Lassen Sie Ihre Arme locker hängen.
- Atmen Sie tief ein und führen Sie Ihre Arme über die Seite zum Himmel.
- Während des Ausatmens gehen die Arme über die Seite zurück zur Erde.

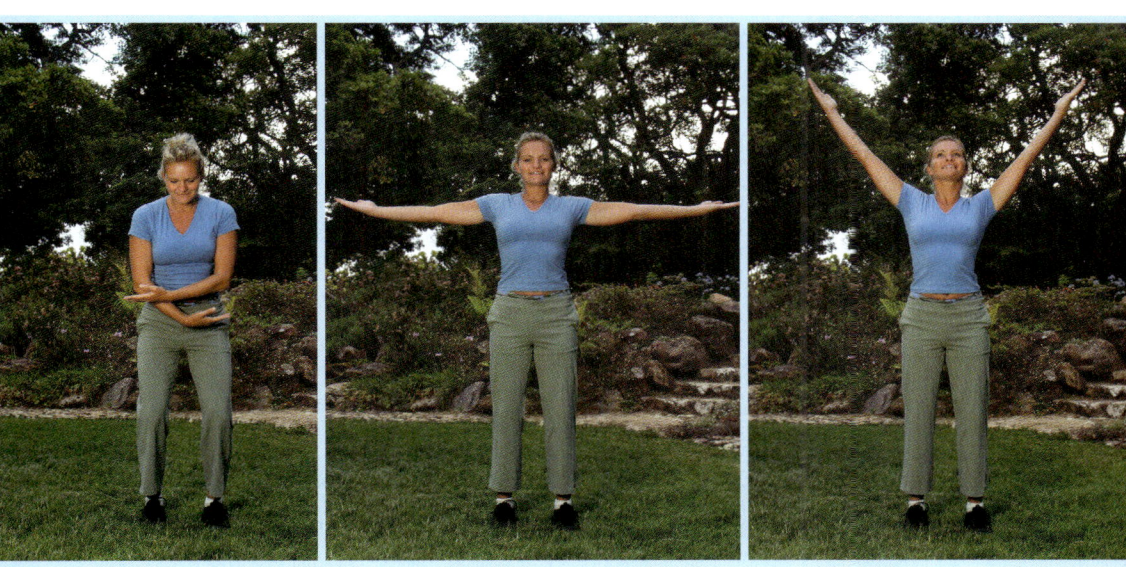

Relax

- Schließen Sie kurz die Augen und atmen Sie locker stehend aus. Stellen Sie sich eine Uhr vor. Atmen Sie ein und heben den rechten Arm von 6 Uhr über 9 Uhr auf 12 Uhr.
- Beim Ausatmen führen Sie die Bewegung über den gleichen Weg zurück.
- Wiederholen Sie das Ganze mit dem linken Arm.

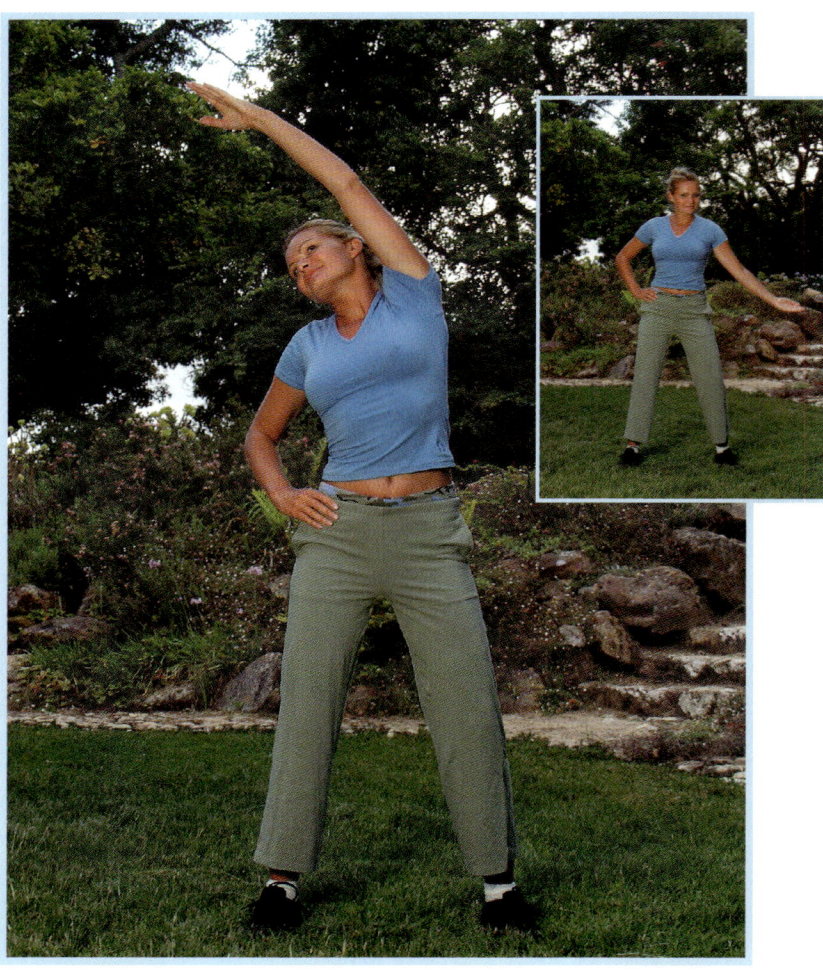

Spirit: Effective Entspannungstraining für alle Trainingsbereiche

Hier wird Entspannung zum Genuss. Gönnen Sie Körper, Geist und Seele eine erholsame Auszeit. Die unkomplizierten Entspannungsübungen sind nach Aufwärmung, Ausdauer-, Koordination- und Krafttraining ratsam, können jedoch auch als separate Trainingseinheit dienen.

Harmony: Dehnung der beanspruchten Muskelgruppen

Rückenstrecker

Widmen Sie sich einem vom Alltag stark beanspruchten, sensiblen Teil Ihres Körpers: Ihrer Lendenwirbelsäule.

Durchführung

- Legen Sie sich auf den Rücken und bringen Sie die Beine so weit zum Oberkörper, wie es Ihnen angenehm ist.
- Greifen Sie die Oberschenkelrückseite unterhalb der Kniegelenke und machen Sie den unteren Rückenbereich rund.
- Sie können diese Übung nach ca. 20 Sekunden lösen und beliebig oft wiederholen. Oder schaukeln sie sanft und leicht ihre untere Rückenmuskulatur durch Aufrollen und Lösen.
- Wenn Sie ein Handtuch hinzunehmen, dass Sie um die Unterschenkel legen und die Enden als Griffe nutzen, können Sie Ihren oberen Rücken bequem liegen lassen.
- Richten Sie Ihre Aufmerksamkeit auf die Sicherheit, die Sie vom Boden durch die Erdanziehung erfahren.

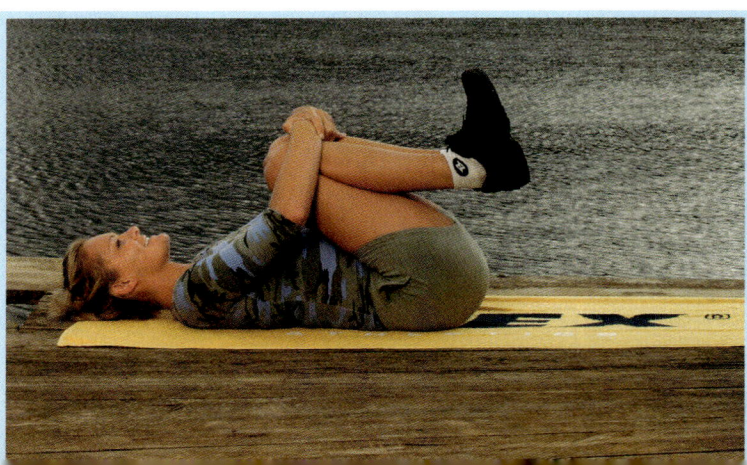

Nacken

Verspannung ade! Diese leicht nachvollziehbare Übung verhindert verkürzte Nackenmuskeln. Sie kann zwischendurch und überall angewandt werden.

Durchführung
- Bringen Sie das Ohr Richtung Brust, sodass Sie Ihre Schulter sehen können.
- Schieben Sie den Kopf nach hinten. Dadurch bilden Sie ein Doppelkinn. Halten Sie diese Übung maximal 30 Sekunden.

Tipp Meistens geht die Verspannung der Nackenmuskulatur mit einer ebenfalls verspannten Schultergürtelmuskulatur einher. Diese können Sie durch kleine Schulterkreise lockern.

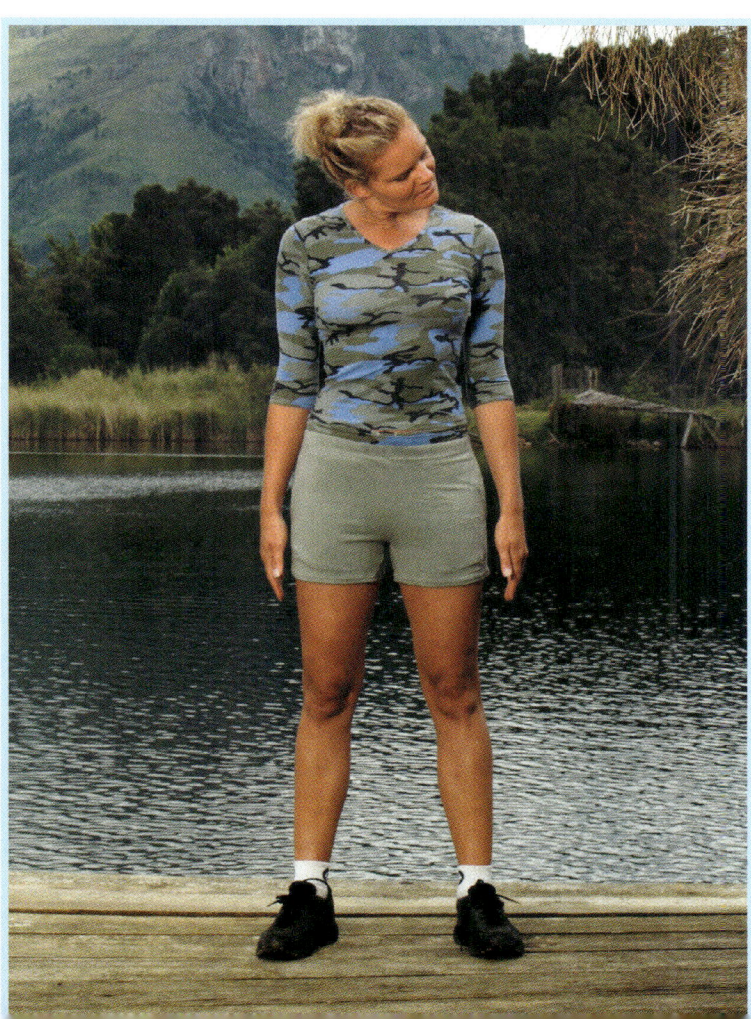

Bizeps / vordere Schulter

- In der Grundstellung werden die Arme hinter den Körper geführt und die Schultern nach innen gedreht, sodass die Daumen zum Himmel und die Handinnenflächen nach außen zeigen.
- Halten Sie diese Übung ca. 20 Sekunden lang.

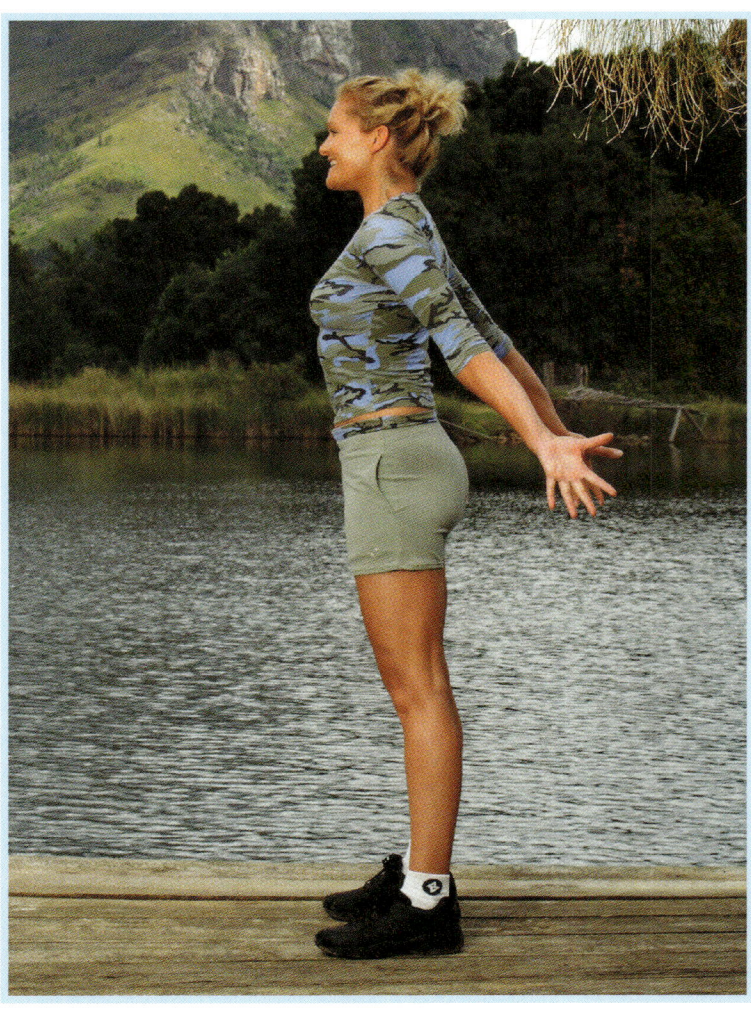

Trizeps / hintere Schulter

- In der Grundstellung wird ein Arm gebeugt und mit der anderen Hand nach oben geführt. Die Hand des gebeugten Arms berührt die gegenseitige Schulter.
- Zählen Sie langsam bis 20. Lösen Sie die Spannung und machen Sie die gleiche Übung mit dem anderen Arm.

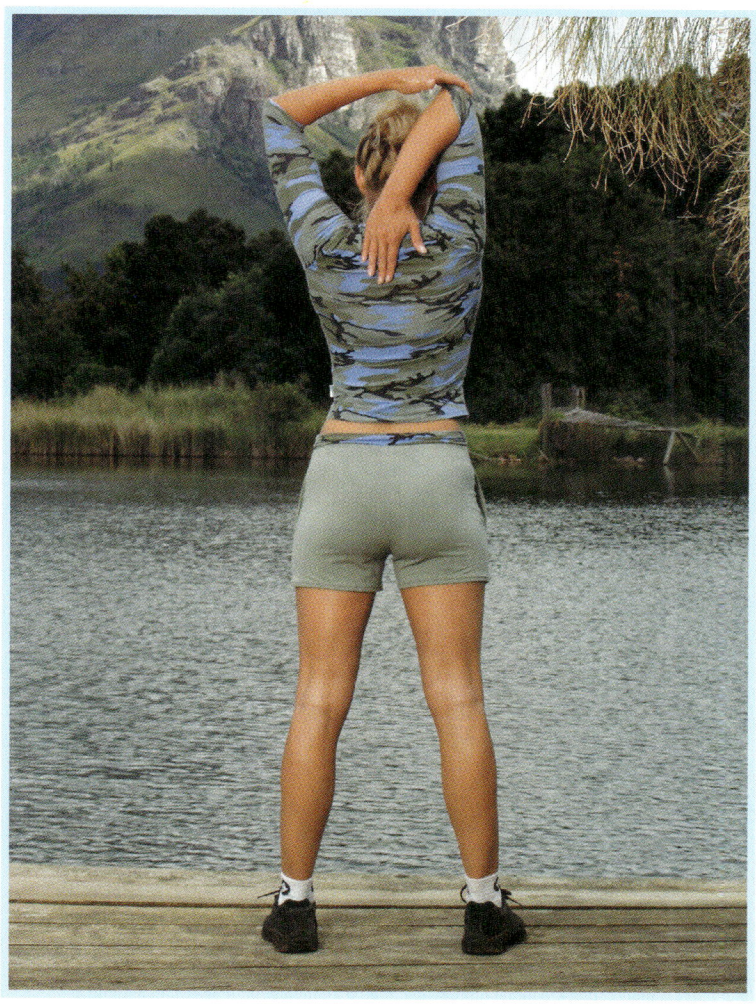

Mittlerer und hinterer Teil der Schulter

- Greifen Sie mit einer Hand die Außenseite des Oberarms. Führen Sie den gebeugten Arm mit Unterstützung des anderen Arms so weit wie möglich zur Gegenseite.
- Sie können die Spannung nach max. 30 Sekunden lösen und den anderen Arm nehmen.

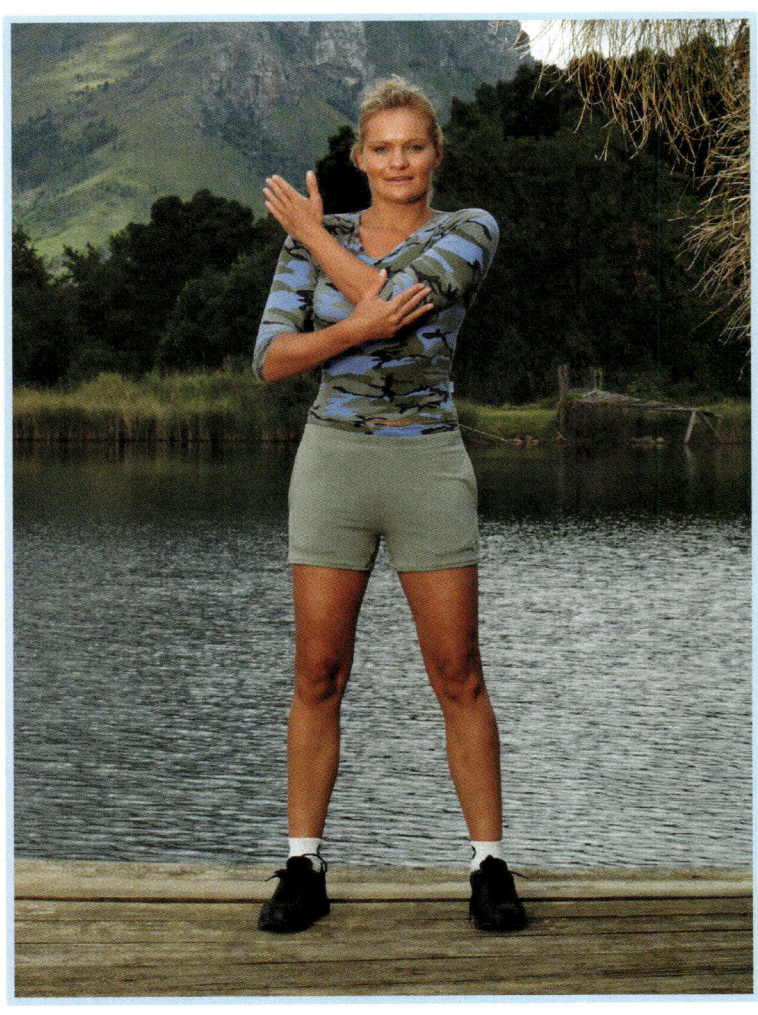

Brustmuskulatur

- Im Stand werden beide Arme auf Schulterhöhe u-förmig so weit wie möglich geöffnet. Hierbei treffen sich die Schulterblätter in der Mitte.
- Schließen Sie die Augen und genießen Sie diese Position für max. 30 Sekunden.

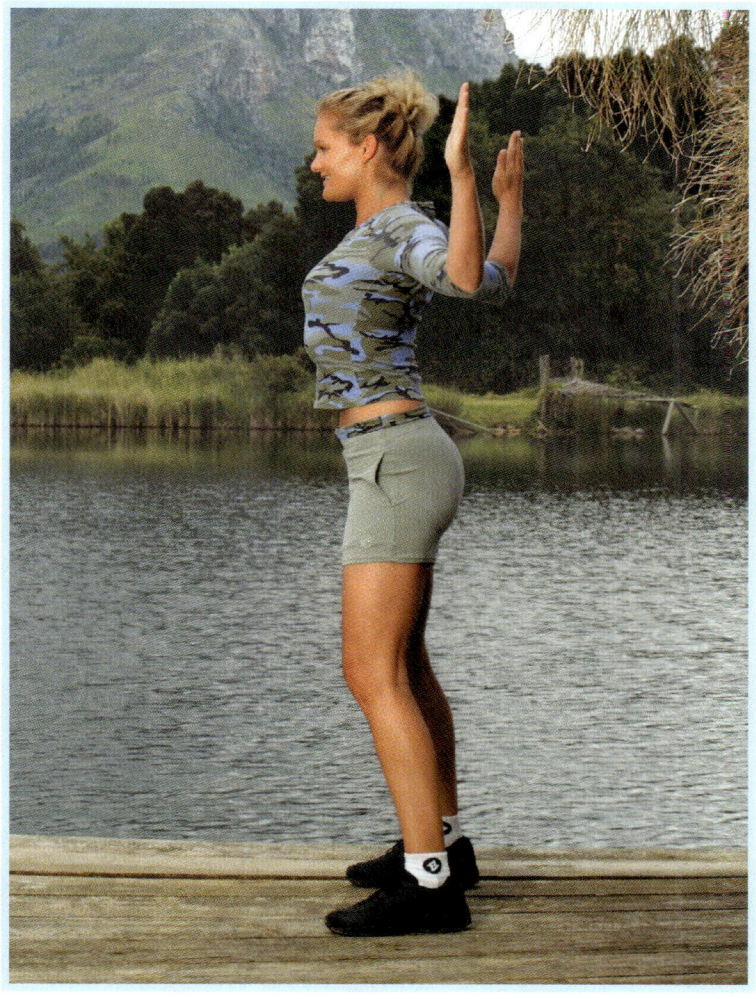

Pomuskulatur

- Legen Sie sich auf den Rücken und ziehen Sie ein Bein so weit wie möglich zum Oberkörper. Das andere Bein kann gebeugt oder gestreckt den Boden berühren.
- Verharren Sie 30 Sekunden in dieser Position und lassen Sie Ihren Gedanken freien Lauf. Danach wechseln Sie zu dem anderen Bein.

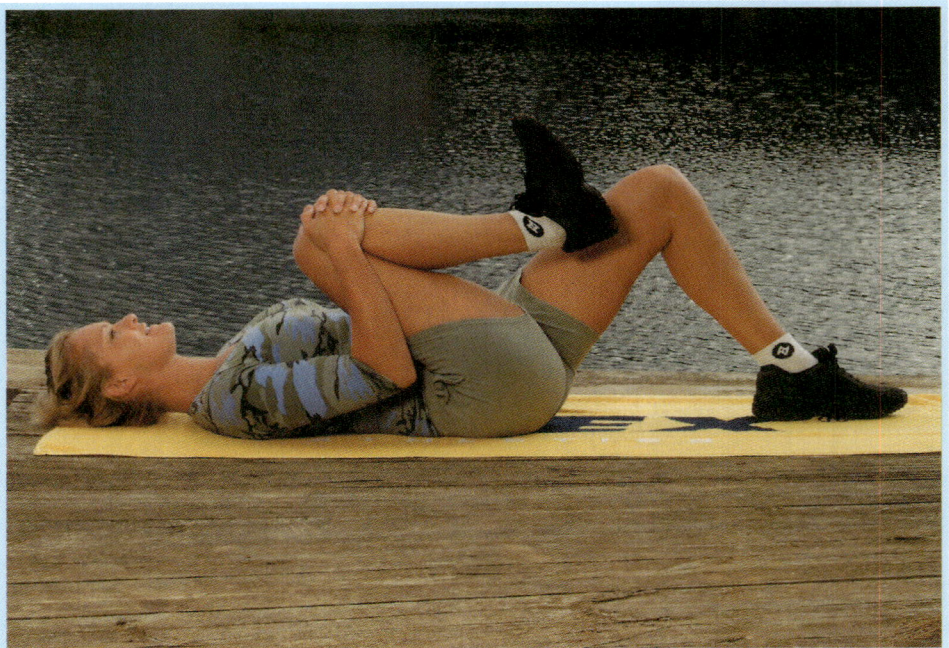

Beinrückseite

- Legen Sie sich auf den Rücken. Ziehen Sie das Bein zum Oberkörper heran. Danach wird das Bein so weit wie möglich Richtung Decke gestreckt.
- Einfacher, aber genauso effektiv ist die Übung, wenn zur Unterstützung ein Handtuch benutzt wird.

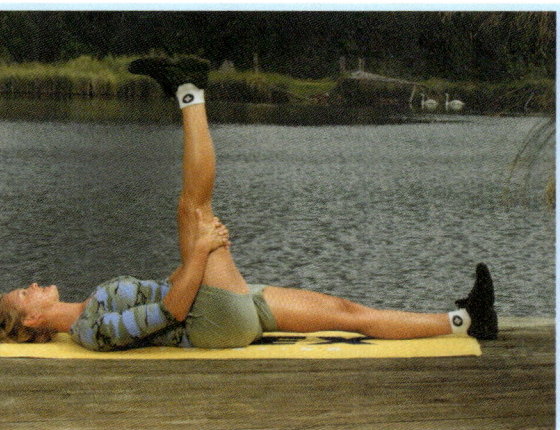 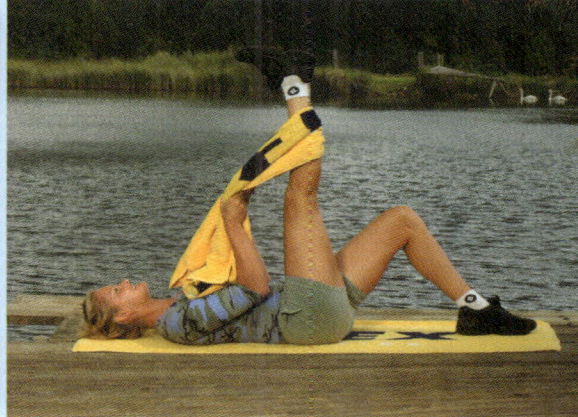

- Verharren Sie nur so lange in dieser Position, wie es Ihnen angenehm ist (ca. 20 Sekunden). Lösen Sie die Dehnung langsam auf und wechseln Sie zum anderen Bein.
- Diese Übung kann beliebig oft wiederholt werden.

Waden

- Stellen Sie sich in Schrittstellung auf und drücken Sie die hintere Ferse in den Boden. Ziehen Sie die Zehenspitze an. Dabei sollte die Ferse direkt hinter der Zehenspitze aufgestellt werden.
- Zählen Sie langsam bis 20. Dann wird die andere Wade entspannt.

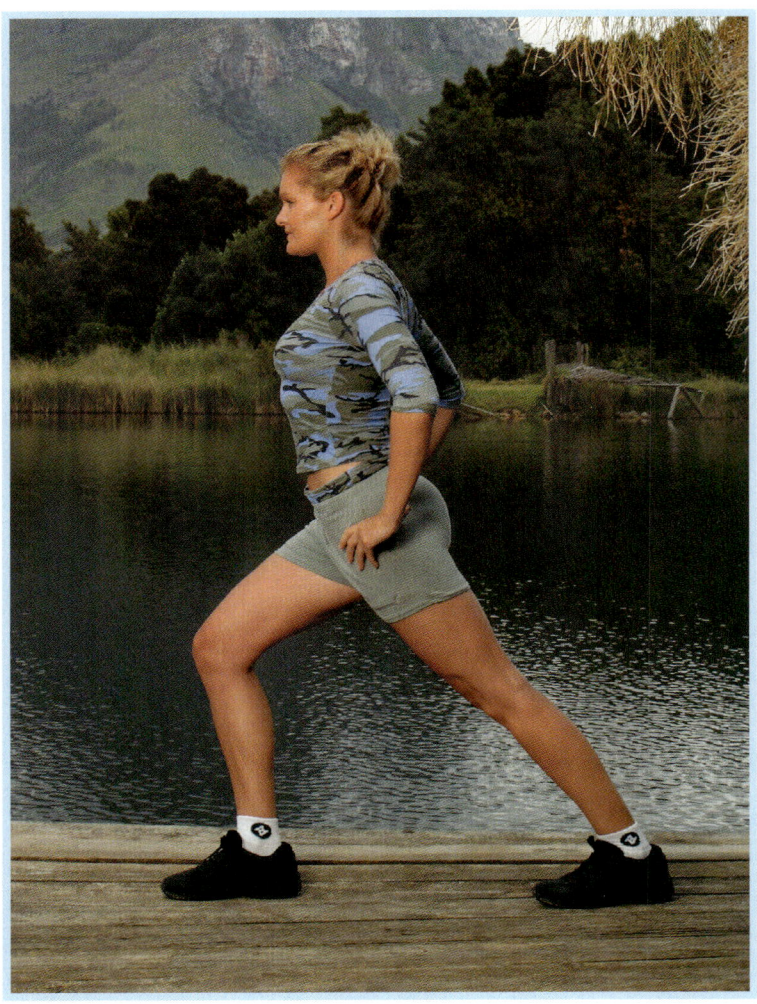

Beinvorderseite

- Legen Sie sich auf den Bauch und spannen Sie den Po fest an. Umgreifen Sie Ihr Schienbein unterhalb des Sprunggelenkes und ziehen Sie das Bein gebeugt zum Gesäß.
- Bei dieser Übung liegt der Kopf entspannt auf der freien Hand.
- Nach 30 Sekunden wechseln Sie zum anderen Bein.

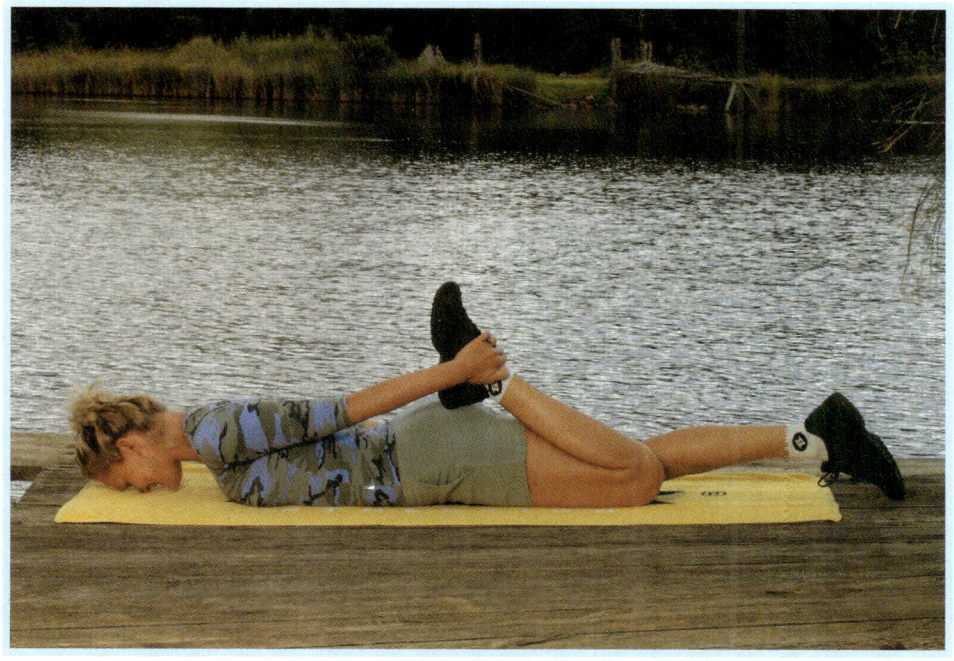

Mobilisation

Rückenstrecker

- Machen Sie sich im Vierfüßlerstand so rund wie möglich (Katzenbuckel).
- Nach ca. fünf Sekunden wird der Oberköper Wirbel für Wirbel Richtung Boden gesenkt. Dabei bleiben die Ellenbogen leicht gebeugt. Nach weiteren fünf Sekunden begeben Sie sich erneut in die Katzenbuckelstellung.
- Diese Bewegung wird zyklisch ausgeführt. Stellen Sie sich Ihre Wirbelsäule als Perlenkette vor. Nehmen Sie die Bewegung jeder einzelnen Perle wahr.

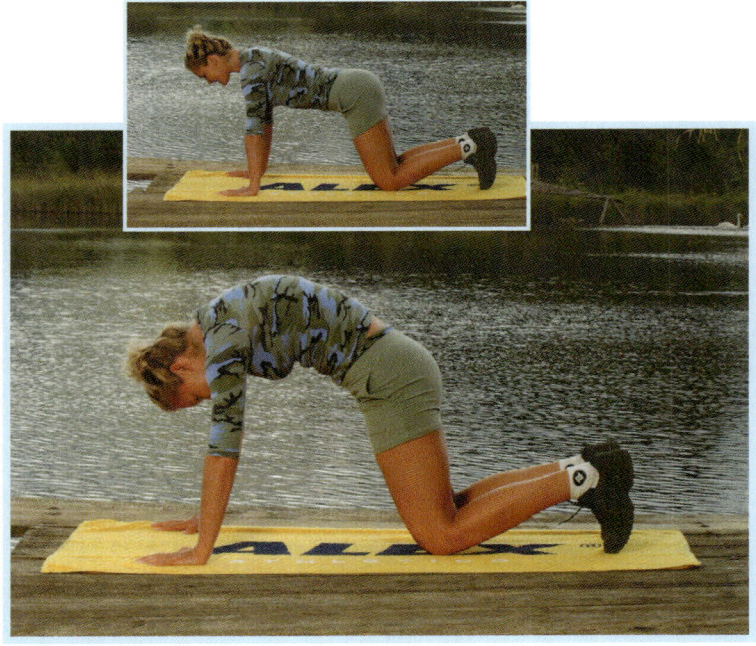

Erratum

D. L. Donike • T.-L. Büngener
Effective – Das Superprogramm für meine Fitness
ISBN 3 499 61039 8

Durch ein bedauerliches Versehen sind in der Tabelle auf Seite 25 die Farben vertauscht worden. Abweichend von der Darstellung dort muss die Reihenfolge der Farben von oben nach unten grün, blau, gelb, rot sein.

Auswertung

Alter	<20–29 Jahre	30–39 Jahre	40–49 Jahre	50–>59 Jahre
Anzahl der Liegestütze	<10	<8	<6	<4
	20	15	10	5
	30	20	15	10
	>50	>40	>30	>20

Rowohlt Taschenbuch Verlag

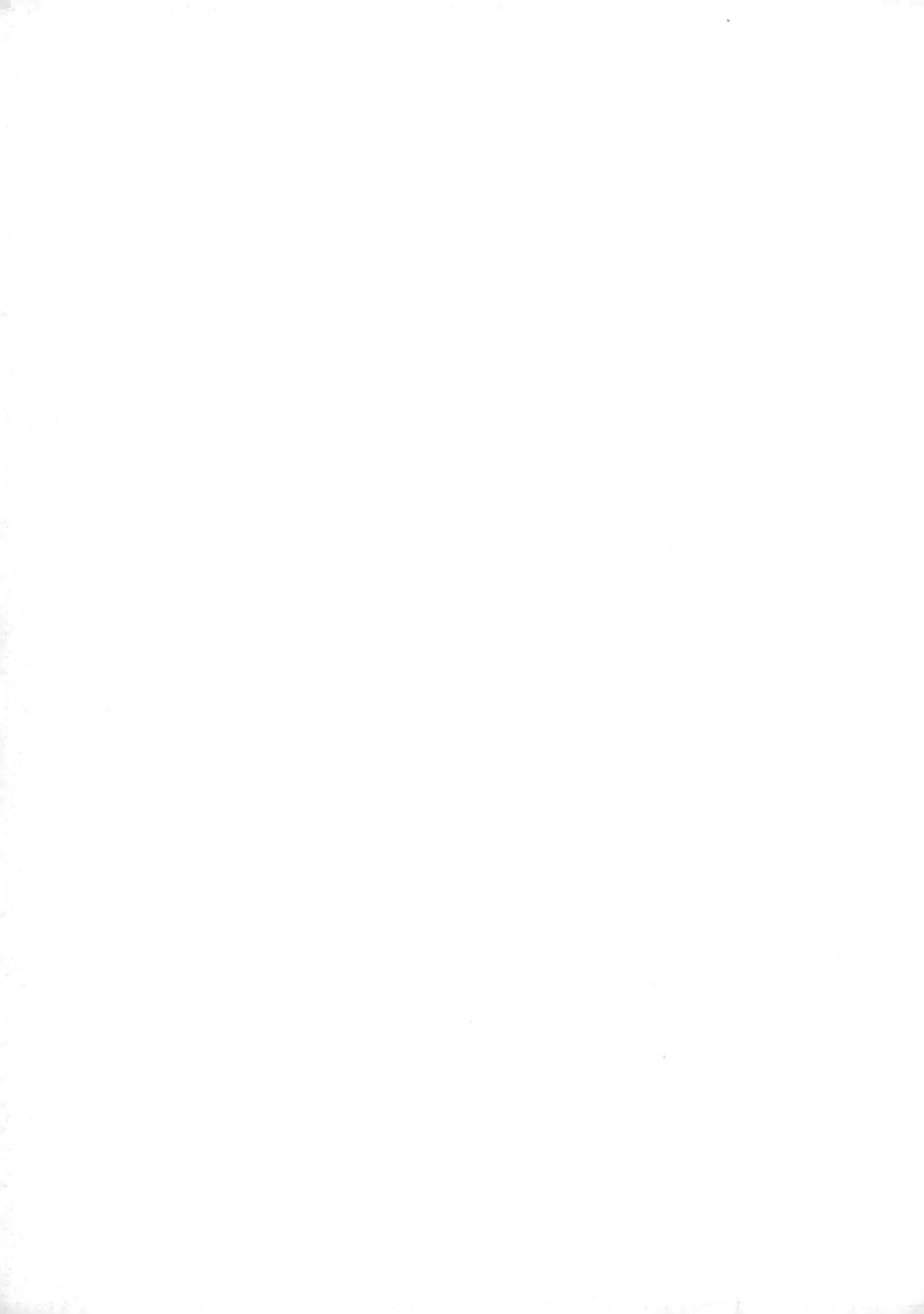

Iliosakralgelenk

- In Rückenlage ziehen Sie das gebeugte Bein zum Körper heran und beschreiben mit dem Knie durch Unterstützung der Hand einen möglichst großen Kreis in der Luft.
- Nehmen Sie die Entspannung im Übergang der Wirbelsäule zum Becken wahr.

Tipp Dieser Übung sollten vor allem Frauen zwischen 20 und 35 Jahren Aufmerksamkeit schenken, da sie möglichen Beschwerden im Übergang der Wirbelsäule zum Becken entgegenwirkt.

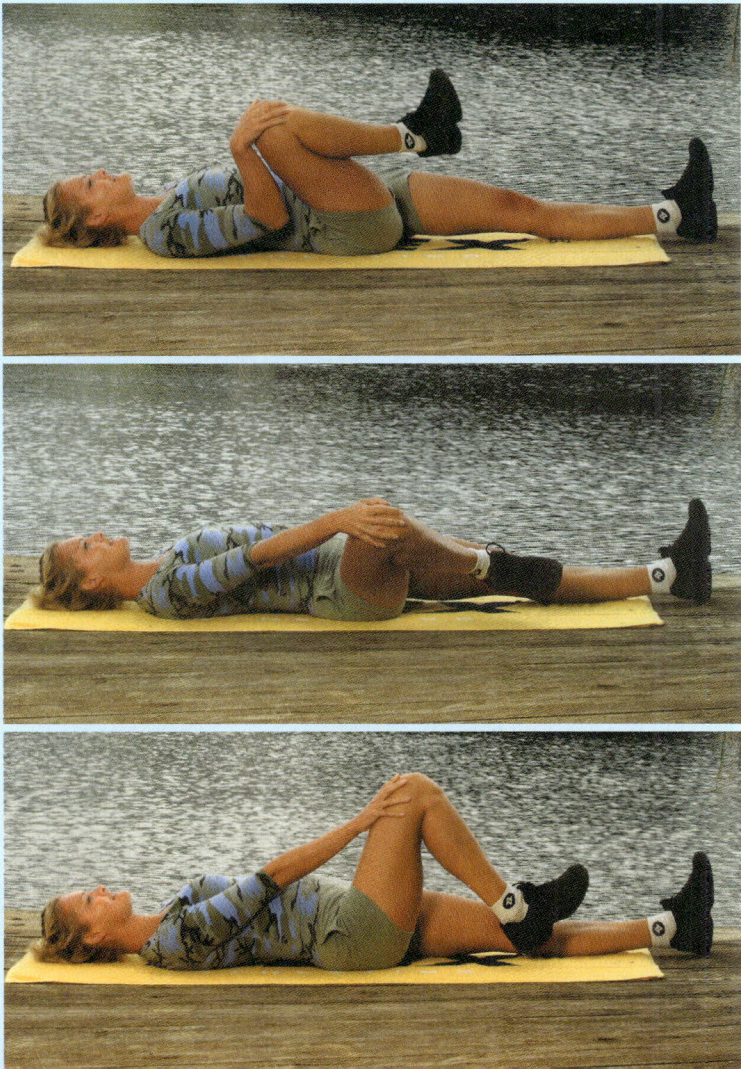

Entspannung: Phantasiereise in meinen Körper

Abgerundet wird der mehrdimensionale Ansatz von Effective mit tiefer Entspannung. Lassen Sie sich den folgenden Text sehr langsam vorlesen oder nehmen Sie ihn auf Kassette auf. Während der Entspannung können Sie leise Musik laufen lassen.
Die Erfahrung zeigt, dass sich warme Kleidung nach dem schweißtreibenden Effective Workout lohnt.
Machen Sie es sich bequem, so bequem, dass Sie sich wohl fühlen. Vielleicht möchten Sie sich auf den Bauch oder den Rücken legen, die Beine aufstellen oder einfach lang ausstrecken.

Sie können jetzt ganz zur Ruhe kommen und Ihre Aufmerksamkeit auf Ihren Körper richten. Und Sie wissen – das ist gut so.
Nehmen Sie wahr, an welchen Stellen Sie den Boden berühren.
Wie die Beine auf der Erde liegen –
Ihr Becken –
Ihr Rücken –
Ihre Arme –
Ihre Schultern –
Ihr Kopf.

Und wie das dazu führt, dass Sie es sich bequem machen können, mehr und mehr, mit dem Wissen, jederzeit Ihre Lage ändern zu können.
Nehmen Sie Ihre Atmung wahr, und geben Sie mit jeder Ausatmung an die Erde ab, was Sie jetzt nicht mehr brauchen und nehmen Sie auf, was Ihnen gut tut – alle Energie – alles, was Sie brauchen – alles, was Sie sich erträumen.
Um ganz in Ihrem Tempo Ihre Aufmerksamkeit von außen nach innen zu richten. Nehmen Sie wahr, welcher Punkt in Ihrem Körper schon mehr und mehr zur Ruhe gekommen ist, und stellen Sie sich vor, diese innere Ruhe in Ihren ganzen Körper fließen zu lassen. Mit jeder Einatmung: Entspannung fließen, verteilen, ausbreiten lassen und mit jeder Ausatmung: genießen, loslassen, lösen.

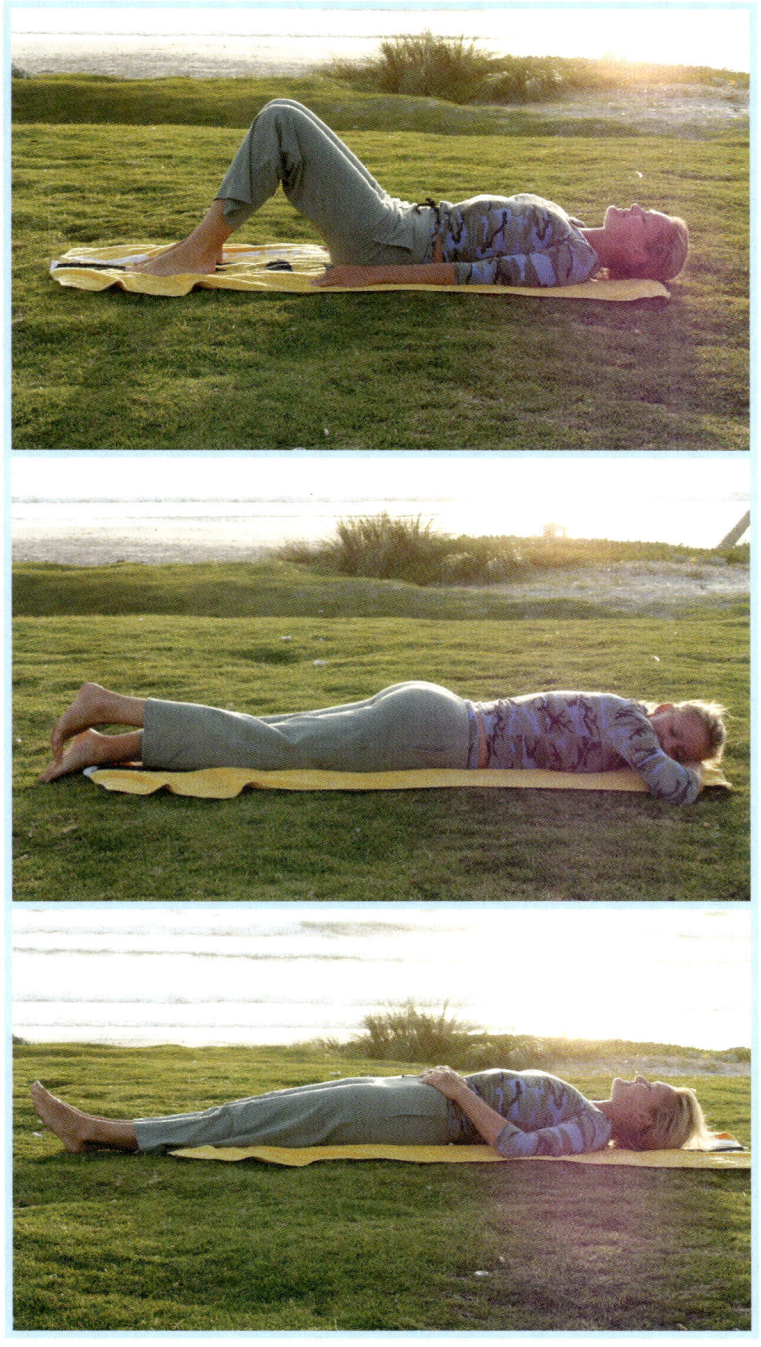

Sie können nun Ihre Entspannung intensivieren, indem Sie den Unterschied von Anspannung und Entspannung wahrnehmen.
Indem Sie beginnen, Ihre Fußspitzen intensiv an den Körper heranzuziehen: zwei Sekunden halten und lösen.
Und nun Ihre Entspannung fortsetzen, indem Sie die Beine für einen Moment anspannen und wieder loslassen.
Nehmen Sie wahr, was sich schon geändert hat, ob Ihr rechtes oder linkes Bein entspannter ist, vielleicht wärmer, ruhiger, gelassener. Ist es nicht schön zu erkennen, wie entspannt Sie bereits sind?
Und nun spannen Sie die Muskulatur um Becken und die Pomuskulatur. Lösen – genießen – mehr und mehr.
Ballen Sie Ihre Hände und drücken Sie die Arme gegen die Erde – jetzt! Halten – und wieder auflösen.
Und intensivieren Sie den Kontakt zur Erde. Energie durch den Kontakt tanken – mit dem Wissen, sicher zu liegen – ganz sicher. Nur entspannen.
Richten Sie Ihre Aufmerksamkeit in die Schultern und drücken Sie diese so fest es geht Richtung Füße und gegen den Boden – anspannen – halten.
Nehmen Sie die feinsten Unterschiede wahr. Wie es Ihnen hilft, in den Zustand des Auftankens zu gelangen. Sie wissen, es ist gut, jetzt hier zu liegen und ganz für sich zu sein, aufzutanken.
Drücken Sie nun den Kiefer fest aufeinander, pressen Sie den Kopf gegen die Erde, um dann fließen zu lassen, einfach den Tonus zu senken und vielleicht endlich Zeit zu haben, den Träumen zu folgen – eine Pause zu nutzen. Und Sie wissen – es tut gut.
Nehmen Sie intensiv wahr, wie Sie Ihr Atem schaukelt, und nutzen Sie diese tiefe Entspannung, Körper, Geist und Seele auf eine Traumreise in eine gemeinsame Richtung zu schicken – denn Sie wissen, zusammen geht vieles leichter.
(Pause)
Nun ganz zum Schluss spannen Sie Ihren ganzen Körper an und entscheiden Sie, welche Bewegung dazu führt, wieder ganz zurückzukommen in diesen Raum. Und fünfmal tief ein- und ausatmen.
Und Sie wissen, nach jedem Effective Training können Sie diese Reise wieder erleben oder auch zwischendurch, einfach, wenn Sie daran denken.

Und nun erkennen Sie, was dazu geführt hat ganz im heutigen Tempo zurück in den Sitz und Stand zu finden – mit Energie, Frische und Gelassenheit.

Beenden Sie Effective wie Sie es begonnen haben:

Stellen Sie sich schulterbreit mit geschlossenen Augen in den Raum auf und nehmen Sie wahr, wie Sie stehen. Sie können Ihr Gewicht langsam wie ein Pendel nach vorne und hinten bewegen, bis Sie Ihre individuelle Mitte gefunden haben.
Verlagern Sie Ihr Gewicht nun von rechts nach links oder umgekehrt bis in den Einbeinstand. Spüren Sie intensiv in Ihren Stand hinein. Zählen Sie, angekommen auf einem Bein, nun langsam bis 10. Nutzen Sie dann die andere Seite als Standbein und wiederholen diese Koordinationsübung.
Versuchen Sie, Ihre individuelle Körpermitte wahrzunehmen, die Ihre Energie bündelt und Ihnen die nötige Stabilität beschert. Vielleicht hilft es Ihnen, sich vorzustellen, sanft, elegant und leise wie eine Katze jede Bewegung von Ihrer Mitte ausgehend durchzuführen.
Atmen Sie nun nochmal tief durch, indem Sie beide Arme über die Seite mit dem Einatmen nach oben schwingen, die Welt umarmen und mit dem Ausatmen: fallen lassen und lösen.

- Und wie geht es Ihnen nun?
- Vergleichen Sie, was sich geändert hat.
- Wie viel neue Energie, Ruhe, Gelassenheit und Zufriedenheit verspüren Sie nach Ihrem heutigen Effective Workout?

EFFECTIVE AUF EINEN BLICK

Effective Contact für alle Trainingsbereiche

Beginnen Sie Ihr Effective Training immer mit dem Warm up und variieren Sie die Übungen je nach Lust und Tagesform. Das Warm up sollte ca. 5–10 Minuten dauern.

ÜBUNG	WDH.	SEITE
Herzlich Willkommen! Bitte nutzen Sie die Einleitung auf Seite 10.		
Ein- und ausatmen	3 x	28
Schulterkreise rückwärts	20–30 x	30
Armkreise rückwärts	20–30 x	30 (31)

	Übung	Dauer	Seite
	March/Marschieren auf der Stelle	1–2 Minuten	31
	Step touch ohne Armeinsatz	ca. 1 Minute	32
	Step touch mit Armeinsatz nach vorne	ca. 1 Minute	33
	Step touch mit Armeinsatz zur Seite	ca. 1 Minute	34
	Step touch mit Armeinsatz hoch	ca. 1 Minute	35

	Step touch tief	ca. 1 Minute	36
	Crossover touch vor	ca. 1 Minute	37
	Crossover touch rück	ca. 1 Minute	38
	Ein- und ausatmen mit lockerem March auf der Stelle	3 x	39

Muscle: Effective Krafttraining: Übersicht

Ermitteln Sie Ihren individuellen «Farbtyp / Krafttrainingskatalog» mit Hilfe der zu Beginn des Buches beschriebenen Tests. Die Übersicht verzichtet auf Alternativübungen, die Sie jedoch in dem jeweiligen Kraftkatalog nachschlagen können.

Das grüne Training

	Übung	Wdh.	Sets	Entspannung	Seite
	Crunches	15 x	1	Ohne	42
	Abdomencurl	15 x	1	Ohne	43
	Hüftcrunch	10 x pro Seite	2	Beine zur Seite ablegen	44
	Backextension	15 x	1	Fersensitz	46

	Schulter-stabilisation	20 x pro Seite	2	Ohne	47
	Bizeps/Armbeugen	25 x	1	Ohne	48
	Trizeps/Armstrecken	25 x pro Seite	2	Ohne	49
	Flys	25 x	1	Ohne	50 (51)
	Chickens	25 x	1	Ohne	52
	Po	20 x pro Seite	2	Ohne	53

Das blaue Training

	Übung	Wdh.	Sets	Entspannung	Seite
	Crunches	15 x	2	1/2 Minute Pause	55
	Abdomencurl	15 x	2	Tief durchatmen	56
	Hüftcrunch	15 x pro Seite	2	Beine zur Seite ablegen	57
	Backextension	15 x	2	Fersensitz	58
	Schulter-stabilisation	20 x pro Seite	4	Arme auslockern nach 1. Set	59

	Bizeps Armbeugen	25 x	2	Arme lockerr	60
	Trizeps/ Armstrecken	25 x pro Seite	4	Arme lockern	61 (62)
	Chickens	15 x	2	Schultern kreisen	63 (64)
	Flys mit oder ohne Gewicht	15 x	3	Arme zwischen den Sets ablegen und entspannen	65
	Po	20 x pro Seite	4	Po nach hinten absenken	66

Das gelbe Training

	Übung	Wdh.	Sets	Entspannung	Seite
	Crunches	12–15 x	3	Strecken	68
	Abdomencurl	10 x	3	Ein- und ausatmen	69
	Hüftcrunch	15 x	2	Ein- und ausatmen	70
	Backextension	10 x	3	Fersensitz	71
	Schulter-stabilisation	30 x	2	Ausschütteln	72

	Bizeps/ Armbeugen	20 x	2	Lockern	73
	Trizeps/ Armstrecken	15 x	2	Kurz entspannen	74
	Chickens	20 x	2	Lockern	75
	Frauenliegestütz	10 x	1	Ohne	76
	Po	15 x	3	Fersensitz	77

DAS ROTE TRAINING

Übung	Wdh.	Sets	Entspannung	Seite
Crunches	10 x	4	Strecken	79
Abdomencurl	10 x	4	Atmen	80
Hüftcrunch	10 x	4	Beine zur Seite ablegen	81
Backextension	10 x	4	Fersensitz	82
Schulter-stabilisation	40 x	2	Lockern	83

	Bizeps/ Armbeugen	10 x	4	Kopf zur Seite neigen	84	
	Trizeps/ Armstrecken mit Stuhl	10 x	4	Rückkreisen der Schultern	85	
	Knieliegestütz	10 x	2	Lockern	86	
	Liegestütz	10 x	2	Lockern	87 (88)	
	Po	10 x	4	Fersensitz	89	

Motion: Effective Koordinations- und Ausdauertraining: Übersicht

Ermitteln Sie Ihre Ausdauerleistungsfähigkeit auf Seite 21. Bestimmen Sie Ihren Farbtyp. Wiederholen Sie den Test regelmäßig, um Ihrem Ziel durch den systematischen Wechsel des Trainings näher zu kommen.

DAS GRÜNE TRAINING

Insgesamt ergibt dieser Übungskatalog eine Ausdauerbeanspruchung von mindestens 10 Minuten. Variieren Sie die Übungen nach Lust und Laune.

	ÜBUNG	SEITE
	Kneelift	92
	March	93
	Step touch	94 (95)

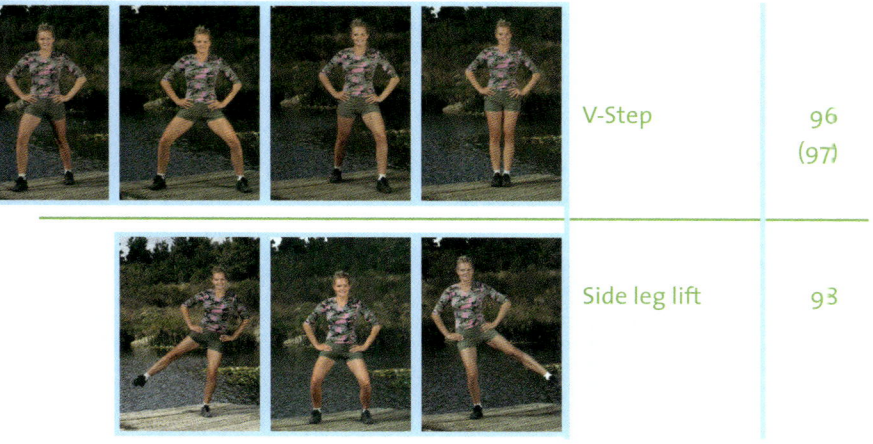

	Übung	Seite
	V-Step	96 (97)
	Side leg lift	93

Das blaue Training

Führen Sie diese Übungen so aus, dass Ihr Ausdauertraining insgesamt mindestens 15 Minuten ergibt.

	Übung	Seite
	Kneelift	100
	Joggen	101

	Spring touch	102 (103)
	V-Step	104 (105)
	Kneelift und Side leg lift	106

Das gelbe Training

Ihrem Ideenreichtum sind keine Grenzen gesetzt. Stellen Sie sich die Übungen so zusammen, dass Sie mindestens 20 Minuten ohne Verschnaufpause Gas geben.

	Übung	Seite
	Kneelift	108
	Joggen	109
	Step touch	110
	V-Jack	111
	Inside leg lift	112

DAS ROTE TRAINING

Eine Trainingsdauer von mindestens 25 Minuten ist bei Ihrem Ausdauerniveau erforderlich. Stellen Sie sich eine bunte Mischung der Übungen zusammen. Langweilig wird es mit Ihrer Phantasie bestimmt nicht!

	ÜBUNG	SEITE
	Kneelift	114
	Joggen und Kneelift	115
	Step touch und Joggen	116

	V-Step joggend	117
	Side leg lift	113 (119)

Effective Cool down für alle Trainingsbereiche

Erholen Sie sich nach getaner Leistung aktiv. Dadurch sind Sie schneller wieder leistungsfähig und können Ihr Entspannungstraining starten.

	Übung	Seite
	Step touch	122
	Step touch mit Kick	123
	Ferse vor	124
	Energie	125

| | Relax | 126 |

Spirit: Effective Entspannungstraining für alle Trainingsbereiche

	Übung	Zeit (in Sekunden)	Seite
	Rückenstrecker dehnen	20	128
	Nacken dehnen	30	129
	Bizeps dehnen	20	130

	Trizeps dehnen	20	131
	Schultern mittlerer und hinterer Teil dehnen	30	132
	Brust dehnen	30	133
	Po dehnen	30	134
	Beinrückseite dehnen	20	135

	Wade dehnen	20	136
	Beinvorderseite dehnen	30	137
	Rückenstrecker mobilisieren	Nach eigenem Befinden	138
	Iliosakralgelenk mobilisieren	Nach eigenem Befinden	139

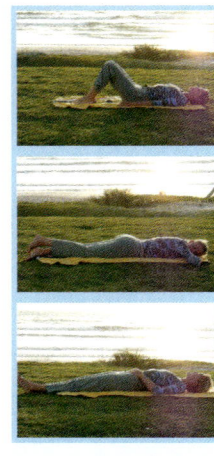

Entspannung Phantasiereise	Nach eigenem Befinden	140 (143)

Anhang

Das Effective Erfolgstagebuch

Mit Hilfe Ihres Erfolgstagebuchs können Sie kontrollieren, wie schnell Sie sich Ihrem Fitnessziel annähern.

Ausdauertest

Stellen Sie anhand Ihrer erreichten Herzfrequenz die Trainingsfarbe fest und protokollieren Sie beides als Ausgangswert in die Ausdauer-Erfolgstabelle. Notieren Sie das Testdatum und die Uhrzeit. Nach ca. 6 Wochen wiederholen Sie den Test und den Eintrag. Sie werden sehen, dass sich bereits Ihre Herzfrequenz gesenkt hat. Das zeigt Ihnen die Verbesserung Ihrer Ausdauerleistungsfähigkeit.

Datum	Uhrzeit	Herzfrequenz

KRAFTTEST

Notieren Sie in die Tabelle entsprechend der Spalten die Uhrzeit und das Datum des durchgeführten Tests sowie die Anzahl der ausgeführten Liegestütze. Danach stellen Sie Ihre Farbkategorie fest.

Datum	Uhrzeit	Anzahl der ausgeführten Liegestütze
_____	_____	_____
_____	_____	_____
_____	_____	_____
_____	_____	_____
_____	_____	_____

BMI-TEST

Der Body-Mass-Index gibt Ihnen eine zuverlässige Auskunft, ob der Hosenbund zu eng sitzt oder nur so wahrgenommen wird. Um den BMI zu ermitteln, teilen Sie Ihr Gewicht durch die Körpergröße zum Quadrat.

BMI= kg Körpergewicht / Körpergröße ^{2}
Bsp.: 60 kg / (1,70 m x 1,70m) = 20,8
Unser Beispiel bedeutet normalgewichtig.

Auswertung

Untergewicht	< 18,5
Normalgewicht	18,5 – 25,0
Übergewicht	25,0 – 30,0
Adipositas (Krankhaftes Übergewicht)	> 30,0
Morbide Adipositas	> 40,0

Bitte notieren Sie in Ihr Erfolgstagebuch das Datum der BMI-Auswertung und Ihr Ergebnis. Wiederholen Sie die Auswertung alle 8 Wochen, Sie werden mit Effective Ihr individuelles Wunsch-Gewicht erreichen. Halten Sie sich einfach an Ihren Trainingsplan und achten Sie darauf, sich mit gesunder Mischkost maßvoll und gut zu ernähren. 0,5 Kilo pro Woche ist eine realistische Möglichkeit, Gewicht zu reduzieren. Zu Beginn des Trainings wird die Muskelmasse zunehmen und Ihren Körper schön formen! Beachten Sie: Muskeln sind schwerer als Fett, sodass Ihr Gewicht eventuell zunächst steigt, um danach zu fallen.

Datum	Uhrzeit	BMI

Notieren Sie alle zwei Monate Ihren BMI in die Tabelle, um Gewichtsveränderungen über einen längeren Zeitraum nachzuvollziehen.

Literaturverzeichnis

1. E. Maaß / K. Ritschl: *Phantasiereisen leicht gemacht. Über die Macht der Phantasie.* Junfermann Verlag, Paderborn 1996
2. G. Neumann / A. Pfützner / A. Berbalk: *Optimiertes Ausdauertraining.* Meyer & Meyer, Aachen 1999
3. I. Froböse / G. Nellessen: *Training in der Therapie. Grundlagen und Praxis.* Ullstein Medical, Wiesbaden 1998
4. K. Albrecht / S. Meyer / L. Zahner: *Stretching. Das Expertenhandbuch. Grundlage für Trainer und Sportler.* Karl F. Haug Verlag, Heidelberg 1999
5. K. Bös: *Fitness testen und trainieren. Mit Trainingsbegleiter.* Copress Sport, München 1996
6. K. Zimmermann: *Gesundheitsorientiertes Muskelkrafttraining.* Hofmann, Schorndorf 2000
7. M. Luther / E. Maaß: *NLP-Spiele-Spectrum. Basisarbeit. Übungen – Spiele – Phantasiereisen.* Junfermann Verlag, Paderborn 2001
8. T. Gehrke: *Sportanatomie.* Rowohlt Taschenbuch Verlag, Reinbek bei Hamburg 2000
9. W. Buskies: *Sanftes Krafttraining. Unter Berücksichtigung des subjektiven Belastungsempfindens.* Sport und Buch Strauß, Köln 1999
10. W.-U. Boeckh-Behrens / W. Buskies: *Fitness-Krafttraining. Die besten Übungen und Methoden für Sport und Gesundheit.* Rowohlt Taschenbuch Verlag, Reinbek bei Hamburg 2000
11. W. Hollmann / Th. Hettinger: *Sportmedizin. Grundlagen für Arbeit, Trainings- und Präventivmedizin.* Schattauer, Stuttgart / New York 2000

Die Autorinnen

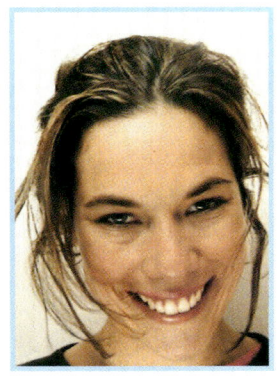

Dipl. Sportl. **Daniela L. Donike**, Jahrgang 1973, studierte an der Deutschen Sporthochschule Köln mit dem Schwerpunkt Fitness- und Gesundheitssport und ist A-lizenzierte Aerobicinstruktorin und NLP Master. Daniela L. Donike hat 10 Jahre praktische Erfahrung in Fitness-Studios gesammelt. Neben ihrer Tätigkeit als Presenter auf Aerobic-Conventions ist sie Dozentin im Bereich Fitness- und Gesundheitssport. Sie entwickelte ein ganzheitliches Fatburning-Konzept in Zusammenhang mit ihrer Diplomarbeit an der DSHS Köln. Sie ist als freie Journalistin für ein Fitness-Fachmagazin tätig und arbeitet als Personal-Trainerin. Sie koordiniert das internationale Effective Team und ist für die Weiterentwicklung der Inhalte, Öffentlichkeitsarbeit, Seminare und Präsenz des Effective Basisprogramms auf Aerobic-Kongressen verantwortlich.

www.effective-academy.de
www.karstadtsport.de (Alex-Athletics)

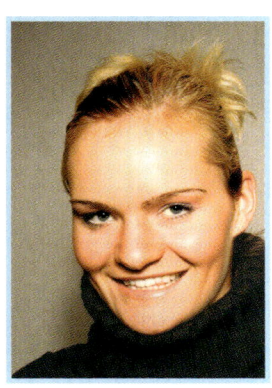

Dipl. Sportl. **Theres-Lea Büngener**, Jahrgang 1975, studierte an der Deutschen Sporthochschule Köln mit dem Schwerpunkt Sportpublizistik. Sie ist als freie Journalistin und Redakteurin sowohl in Print- als auch in audio-visuellen Medien tätig.

Dank

Wir bedanken uns bei: André Bortz, Bernd Gottwald, Oliver Paffrath, Jessica Dörp, dem Effective Team und last but not least unseren Eltern.